妈妈学医
Mama learns care

医生教你
呵护乳腺健康

翼下健康　史晓光 / 主编

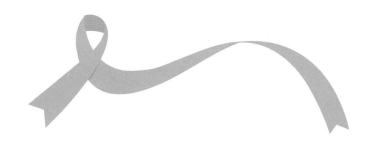

中国轻工业出版社

推荐序

　　乳腺癌是危害女性健康的"头号杀手"。在中国女性中，其发病率连续多年高居首位，且呈持续上升趋势。但我国乳腺癌防治形势不容乐观。公众对乳腺癌防治意识淡薄、相关知识欠缺是导致我国乳腺癌早诊、早治率低，整体疗效欠佳的重要原因。因此，宣传乳腺癌防治知识是刻不容缓的，身为医生，有责任让更多人了解乳腺健康的常识，从而自查乳腺健康，做到早预防、早发现、早治疗。

　　史晓光医生多年来始终致力于乳腺疾病的研究与治疗，从事乳腺疾病临床治疗 20 余年，对乳腺外科疑难疾病的诊断与微创治疗、"肉芽肿性乳腺炎""浆细胞性乳腺炎"的中西医结合治疗、乳腺修复整形、再造手术等具有丰富的临床经验。他以此为基础写作了这本《医生教你呵护乳腺健康》，结合自己丰富的门诊经验，对女性关注的乳腺健康相关的问题在正文中作了详细解答，并在文中强调女性应该形成积极的生活态度和保持健康习惯，纠正不良行为，如吸烟、饮酒等，预防乳腺疾病的发生。这本书可以让充满担忧和迷茫的女性做到心中有数，不做无头苍蝇乱求医！

　　我衷心希望我国乳腺癌症领域的理论与技术能够不断更新和进步，能有更多的年轻医生取得突破，更好地为广大患者医治疾病，能够拯救更多生命，让千万女性免于病痛的困扰，拥有更高的生命质量，保持女性原本的健康和美丽。

北京协和医院乳腺外科主任医师

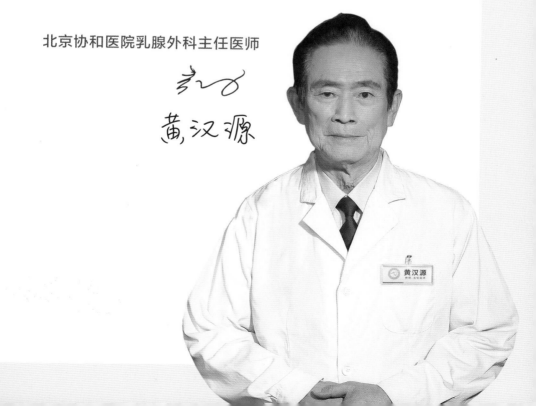

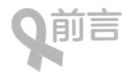# 前言

　　乳腺健康，是关乎女性健康的大事。以乳腺为重要组成部分的乳房，不仅是女性的性器官，承担着哺乳等重要生理功能；也是女性展现身体曲线之美的重要依托，对生活自信心的建立乃至个人魅力的提升都具有重要作用。

　　乳腺疾病，已成为女性健康的头号公敌。世界卫生组织下属的国际癌症研究机构（IARC）发布的全球癌症负担数据显示：2021年，全球乳腺癌新发病例高达226万例，超过肺癌的220万例，成为全球第一大癌症；乳腺癌居于全球女性新发病例数首位，占24.5%。呵护乳腺健康，预防乳腺疾病，已呈刻不容缓之势，不容轻视。

　　这是一本献给所有女性的私人礼物。本书从乳房的结构、功能谈起，全面涵盖常见乳腺疾病的预防诊治，青春期、妊娠期、更年期、老年期等生理发育期的乳腺健康知识等，并详尽介绍了乳腺癌的筛查、诊疗、康复和预防要点等，面面俱到，有疑必解。

　　这是一本所有人都能看懂的乳腺健康科普读物，兼顾专业性和通俗易读性，逻辑清晰，条理分析，从饮食、运动、起居等日常生活入手，浅显易懂，随学随用；同时采用图文结合的方式，只为打造轻松愉悦的阅读体验，让您在不知不觉间了解乳腺知识，呵护身体健康。

　　呵护乳腺健康是一辈子的事，也可以是一件轻松快乐的事。希望本书能够给大家带来切实引导和帮助，也希望所有的女性朋友健康、幸福。

目录 Contents

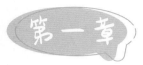 女性要了解自己的乳房

第二章 不可忽视的乳腺疾病

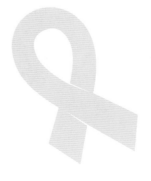

第三章 青春期常见乳腺疾病

第四章 成人期乳腺疾病

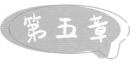

妊娠期及哺乳期乳腺疾病的防治

第六章 重视更年期至老年期乳腺健康

第七章 阻击乳腺癌

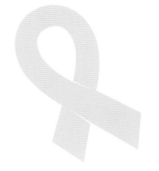

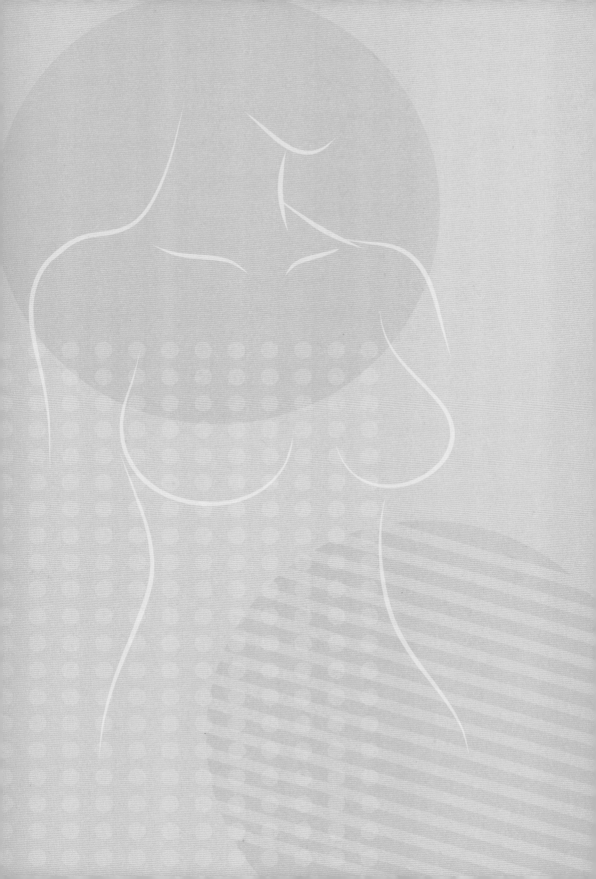

第一章

女性要了解自己的乳房

对于女性来说，乳腺健康至关重要，不仅影响到身体健康，而且是日后哺育宝宝的生理基础，所以在日常生活中一定要注意乳腺保健，了解常见乳腺疾病的发病原因及预防措施，学会自查乳腺问题等。

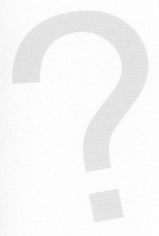

你对乳腺了解有多少

乳房发育是女性成熟的重要标志，也是分泌乳汁、哺育后代的器官。女性朋友有必要了解乳房的基本生理知识。

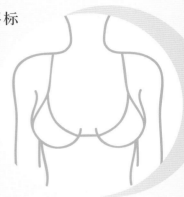

乳腺的结构

乳房是由皮肤、脂肪、腺体层组成的，其中乳腺的具体结构分为腺叶、腺小叶、乳腺管。每侧乳腺的腺体主要由15~20个乳腺腺叶组成，腺叶中有乳腺管。乳腺为复管泡状腺，乳腺管有分支，分泌部呈管状和泡状。

乳房的结构与皮肤近似，仅腺体层的成分不同。皮肤分表皮、真皮和皮下组织，且又分出许多不同的衍生物。表皮衍生物有：皮脂腺、汗腺、乳腺、角质鳞、喙、羽、毛、爪、蹄、指甲、洞角（牛、羊）、毛角（犀牛）。

人类乳腺本质上是皮肤的附属腺，是表皮器官，只不过其他部位的皮肤所拥有的是汗腺和皮脂腺，而乳腺部位则是以乳腺为主。正因如此，在病理诊断上，我们经常看到报告上有"大汗腺化生"的描述。大汗腺化生是乳腺的腺上皮的一种正常分化，是乳腺管发育的"返祖现象"。

乳房有外部结构和内部结构。

外部结构主要由乳头、乳晕、表皮构成。

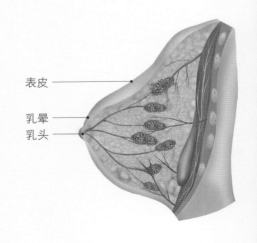

表皮 ——

乳晕 ——
乳头 ——

乳头：位于乳房的中心。

乳晕：乳头周围的色素沉着。

乳房的内部结构主要由结缔组织、脂肪组织、乳腺组织等构成。

结缔组织：支撑并防止乳房下垂。乳房悬韧带和胸大肌筋膜共同构成支撑乳房的结缔组织，就像一个"提篮"，使乳房悬挂在胸前。但是结缔组织比较脆弱，会随年龄增长慢慢松弛。

脂肪组织：在乳房中占有很大比重，直接决定了乳房的大小和形状，它就像一层厚厚的棉被，对乳房起到保护和保温作用，还赋予乳房柔软又有弹性的手感。

乳腺组织：乳房最重要的功能就是分泌乳汁。负责分泌乳汁的就是乳腺组织。要讲清这个重点，得先解释三个解剖学名词：腺泡，乳腺管，乳腺小叶。

腺泡，乳腺管，乳腺小叶：腺泡的工作就是分泌乳汁。一个腺泡通过一根专属乳腺管，将乳汁运输出去。10~100 根乳腺管，会将乳汁输送到同一条主导管里。共用同一条主导管的腺泡和乳腺管，组成一个乳腺小叶。若干个乳腺小叶多次汇总后，乳汁就来到了乳头部位。

淋巴系统：除了结缔组织、脂肪组织和乳腺组织，乳房内部还分布着丰富的血管、淋巴管及神经。其中淋巴系统可保障乳房的排毒和免疫功能。

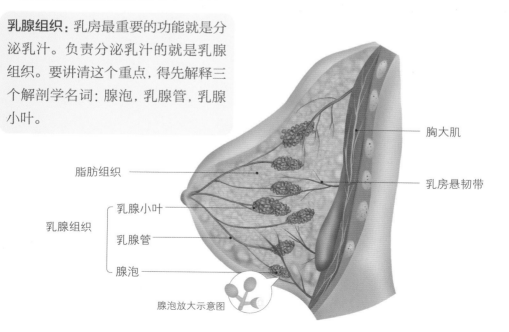

脂肪组织

胸大肌

乳房悬韧带

乳腺组织

乳腺小叶

乳腺管

腺泡

腺泡放大示意图

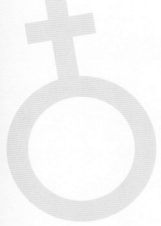

女性乳房的一生

出生后，乳房的发育会经历幼儿期、青春期、性成熟期、妊娠期、哺乳期以及绝经期等不同时期。下面就让我们一起来了解一下不同时期乳房发育的特点及呵护原则。

胚胎及婴儿期的乳房

在人类胚胎发育初期，不论男女都有6~8对准乳房，但随着胚胎发育完全，最后只会留下胸前的一对，其余的都会退化。

整个婴幼儿期，乳房发育都处于静止状态。但出生后一周左右，有60%的初生儿乳头下面会出现蚕豆大小的硬结，双侧乳腺肿大，有时甚至有少量分泌物溢出。这是因为妈妈通过胎盘传给宝宝的雌激素刺激了宝宝的乳房组织，这是正常的生理现象，不会对宝宝的健康造成影响。

呵护原则：对于宝宝的胸部硬结，不要揉挤，大约3周以后，宝宝自己调整好体内激素平衡，乳房会自然恢复正常并进入发育静止期。

发育期的乳房

一直到8岁之前，宝宝的乳房一直处于静止状态，男孩和女孩的乳房在外形上没有什么不同。女孩从9~10岁开始进入青春期，乳房因卵巢分泌的激素刺激，出现乳核，并慢慢增大，到15岁时基本成形。

呵护原则：在激素的刺激下，女孩平坦的胸部开始有了曼妙的曲线，这一时期女孩要注意饮食均衡，增加富含蛋白质食物的摄入，保障胸部的脂肪含量。

成年期经前乳房胀痛

有的女孩在月经之前乳房会胀痛。这是因为在月经前 7~10 天，受体内雌激素影响，乳腺小叶肿胀，乳腺管扩张，导致乳房胀痛，直到月经来潮，激素水平下降，乳房才逐渐复原，至月经后 7~8 天恢复正常。

💝 **呵护原则**：月经前一周内远离辛辣刺激的食物。

妊娠期乳房丰满

有的女性怀孕后，胸部会变得丰满起来。这是因为乳房受体内雌激素和孕激素的影响开始增大，为分泌乳汁做准备。

💝 **呵护原则**：选用合适的胸衣，随着乳房的增大更换胸衣。妊娠晚期应经常用温水清洗乳头，促进乳头皮肤老化角质层的增厚，以防止发生妊娠期乳腺炎。

哺乳期乳房呵护

产后 2~3 天内，在催乳素的作用下，各乳腺小叶乳汁分泌量增加，乳房迅速胀大而坚实。随着规律哺乳的建立，乳房会规律地充盈、排空，再充盈、再排空。在喂奶过程中，妈妈的乳房经常会出现乳头皲裂、堵奶等。

💝 **呵护原则**：产后乳汁容易淤积，造成乳腺小结，甚至急性乳腺炎。每次哺乳前揉一揉或热敷一下乳房，有助于疏通乳汁通路。乳头皲裂后要保持干爽，避免因感染而导致泌乳不畅。

中年以后乳房萎缩

中年以后，由于卵巢分泌的激素开始减少，乳房缺乏雌激素的刺激逐渐萎缩，腺体逐渐被脂肪组织代替，乳房体积变小，即使增大也是脂肪在增加。

💝 **呵护原则**：此时乳房疾病发生率增高，应该定期做专业检查。遇到突然出现的异常感觉、乳房体积形态的改变、乳头溢液等情况，要立即就诊。

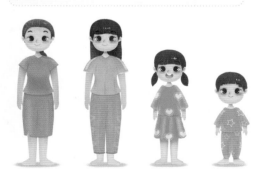

影响乳腺的激素

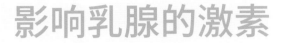

乳房对女性来说有着不可替代的作用。同时，女性的乳房也是脆弱的，乳房的生长发育、哺乳、生病等，由各种激素主导。

雌激素与乳腺发育

分泌部位：雌激素由卵巢的卵泡分泌。

主要作用：主导女性第二性征的发育和维持，调控女性体内环境。

雌激素主要由卵巢合成、分泌，此外卵巢还分泌少量的雄激素。青春期，卵泡发育成熟，开始分泌大量的雌激素。雌激素的水平升高，可以促进第二性征的发育；作用于乳房，可以使乳腺管管腔增生和发育，乳房的脂肪组织越来越多，乳房变得更加丰满；同时，可以使乳头、乳晕着色，这也是女性的特征性改变。怀孕以后，雌激素水平进一步增高，对乳腺的影响更明显。雌激素在孕激素等的协同作用下，促进腺泡的发育及乳汁的生成，为哺乳做好准备。

孕激素与乳腺发育

分泌部位：孕激素主要由卵巢黄体分泌。

主要作用：孕激素中最具生理活性的是黄体酮，其主要作用是促进乳腺小叶及腺泡的发育，在雌激素刺激乳腺管发育的基础上，使乳腺充分发育。妊娠期女性，乳腺在孕激素作用下，乳房腺体增粗、腺泡变大，但是大剂量的孕激素可抑制催乳素刺激泌乳的作用。大剂量的孕激素在临床可用于乳腺癌的激素治疗。

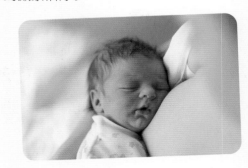

催乳素与乳腺发育

分泌部位：催乳素由腺垂体分泌。

主要作用：促进乳腺的发育生长，刺激并维持泌乳。

青春期，催乳素在雌激素、孕激素及其他激素的共同作用下，促使乳腺发育。

妊娠期，催乳素可使乳腺得到充分发育，使乳腺小叶终末导管发展成为小腺泡，为哺乳做准备，但是妊娠期分泌的大量雌激素、孕激素会抑制催乳素的泌乳作用，使得乳房在妊娠期并不会分泌乳汁。

分娩后，雌激素、孕激素水平下降，解除了对催乳素的抑制作用，同时催乳素的分泌液大量增加，乳腺开始泌乳；婴儿不断地吮吸乳头能够进一步刺激垂体前叶分泌催乳素，从而使泌乳可维持数月至数年。所以分娩后，越早让宝宝吮吸乳头，泌乳越早。

间接影响乳腺的激素

卵泡刺激素：由垂体前叶分泌。主要作用为刺激卵巢分泌雌激素，从而对乳腺的发育和生理作用起到调节作用。

促黄体生成素：由垂体前叶分泌。主要作用是刺激卵巢产生黄体素，可促进乳腺的发育。

催产素：由垂体后叶分泌，在哺乳期有促进乳汁排出的作用。

雄激素：由女性肾上腺皮质分泌。少量分泌可促进乳腺的发育，大量分泌则会起到抑制作用。

其他激素：生长激素、肾上腺皮质激素、甲状腺素及胰岛素等，都对乳腺的发育及各种功能活动起到间接作用。

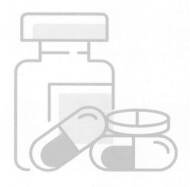

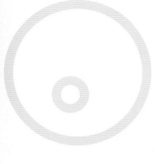

乳房的生理性功能

女性乳房和其他哺乳动物的乳房一样，其首要功能是哺乳，养育后代。但由于乳房受多种激素直接或间接的刺激以及神经的支配，其功能不只局限于哺乳，还有比如唤起性欲、诱发性高潮，反映少女的发育情况等。

哺喂婴儿

哺乳是乳房最基本的生理功能。乳房是哺乳动物所特有的哺育后代的器官，乳腺的发育、成熟，都是在为哺乳活动做准备。健康的乳房在怀孕、妊娠、哺乳的过程中可发挥极大作用。母乳是宝宝天然的食物，胜于任何配方奶或牛奶，其提供的营养物质以及来自母体的天然免疫球蛋白，对宝宝免疫力的构建有极其重要的作用。因此母乳喂养的宝宝，患病的可能性较低。

发育的见证

女孩的乳房自 10 岁左右开始生长，是最早出现的第二性征。一般来说，乳房在月经初潮之前 2~3 年便已开始发育，也就是说在 10 岁左右已经开始生长，是女孩青春期开始的标志。拥有一对丰满、对称而外形美丽的乳房是女性健美的标志，对女性自信心的建立、身心健康有极大帮助。

乳房对于女性来说是一种生命的象征，也是女性魅力的象征。

真爱的依托

乳房是女性重要的性器官，它的神经分布广泛，神经末梢的数量丰富，与其他性器官的关系十分密切。在性活动过程中，刺激乳房对于女性的性唤起有着十分重要的作用。

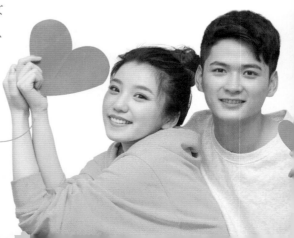

乳房的形态美

根据乳房前突的长度，可以将乳房形态分为四种类型：圆盘形、半球形、圆锥形、下垂形。

圆盘形

乳房前突的长度小于乳房基底部周围半径。乳房稍有隆起，其形态像一个反扣的盘子。

半球形

乳房前突的长度等于乳房基底部周围半径，乳房浑圆、丰满。

圆锥形

乳房前突的长度大于乳房基底周围的半径。乳房上下表面夹角小于90°。

下垂形

乳房前突的长度更大，且呈下垂状态。

一般认为前三种乳房是健美的，尤其是半球形乳房。

乳房的正常形态

乳房位于胸前第二至第六肋骨之间。附着于两侧胸大肌筋膜上、胸骨缘与腋前线之间；乳头突出，略向外偏，位于第四、五肋骨之间；乳头到剑突的距离为 11~13 厘米，或距胸腔骨正中线 10~10.5 厘米。乳头间距为 22~26 厘米；乳晕直径为 3.5~4.8 厘米。

乳房疾病七大信号

出现以下情况，应该尽早到医院进行乳腺彩超或者钼靶检查。

- 乳房皮肤出现凹陷，呈小酒窝状。
- 乳头溢出血性分泌物。
- 乳房皮肤呈橘皮样改变。
- 乳头回缩，乳头或乳晕处出现表皮糜烂、湿疹样改变。
- 乳房显著增大、红肿，且进展较快。
- 腋窝淋巴结肿大。
- 乳房某一区域出现无痛性肿块或局部增生，且边界不清、质硬、活动度差。

如何保养乳腺

本质上讲,乳房也是皮肤,因此脸部保养的方式也能应用于乳房保养。在保养脸部的时候,首先要清除表面的污垢,平常注意防晒,避免和刺激性物质接触,选择较好的护肤品,或选择医用护肤品,忌过度清洗和滥用护肤品、化妆品,同时注意控制情绪,保持生活规律。

但在保养乳房的时候,女性常被各种成分不详的丰乳膏、保养乳腺的保健品,以及"疏通经络"等保养方式迷惑。其实,保养乳房没有那么困难,适当清洁、避免滥用保健品、保持规律生活就足够了。

保持良好情绪

许多乳腺疾病,特别是病理性乳腺增生,与内分泌紊乱有很大关系。

工作压力大、家庭负担重、人际关系复杂等,让不少现代女性长期处于紧张、焦虑状态,易导致内分泌失调,进而患上乳房疾病。所以,女性一定要注意调节情绪,保持心态平和;同时注意劳逸结合,避免熬夜,远离烟酒,清淡饮食,别吃太多油腻食物。

保持清洁

保持乳房清洁十分重要,乳房长期不洁净会出现炎症或造成皮肤病。因此,必须经常清洁乳房,包括乳头和乳晕部位。除此之外,及时更换内衣也是必要的,尤其是带棉垫的内衣,长期不更换会导致细菌在棉垫局部繁衍,易诱发疾病。

注意饮食平衡

　　虽然现在流行苗条的身材，宣扬减肥，但为了减肥只吃蔬菜瓜果是不健康的。饮食可控制身体脂肪的增减，营养丰富并含有足量动物脂肪和蛋白质的食物，可使身体各部分储存足够的脂肪。乳房内部组织大部分是脂肪。乳房内脂肪的含量充足，乳房才能正常发育。

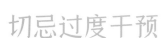

鱼类含有大量蛋白质，且易被人体吸收，可以常吃。

切忌过度干预

　　不少人认为按摩乳房可以解决乳房问题，实际上，用力按摩、挤压乳房易造成不可逆的伤害。用力按摩之后，乳房内部软组织受到挫伤，胸部会产生疼痛感，易引起内部乳腺增生；也容易改变乳房外部形状，使胸部变形、下垂等。

　　丰乳产品一般都采用含有较多雌性激素的物质，涂抹在皮肤上可被皮肤慢慢地吸收，进而使乳房丰满，短期使用一般没有太大的问题。但是如果长期使用或轮换使用不同品牌的丰乳膏都会带来不良后果，如月经不调、色素沉着、皮肤萎缩变薄、肝脏酶系统紊乱、胆汁酸合成减少、易形成胆固醇结石等问题。

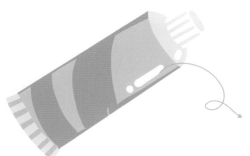

长期使用或轮换使用不同品牌的丰乳膏，会带来不良后果。

关爱乳房，八项注意

乳腺是女性内分泌腺的靶器官之一，如果内分泌系统发生紊乱，患乳腺疾病的概率就会升高。我们要做的是尽量保持内分泌的平稳，减少生理性激素波动和外界的激素刺激。日常生活中要注意以下几点。

01 慎用含雌激素的保健品等

含有雌激素的保健品，比如雪蛤、蜂王浆等，这些外源性雌激素可能会影响自身内源性雌激素的分泌，要慎用、少用；还有一些治疗妇科疾病的药物也含有激素，比如他莫昔芬、米非司酮等，一定要在医生的指导下使用，以免影响乳腺健康。

02 杜绝人工流产

有不少女性因为各种原因而终止妊娠。如果选择的是人工流产，女性体内的激素水平会发生变化，妊娠期乳腺发育被迫中断，从而影响乳房复原，易诱发乳腺问题。生活中，女性要采取正确的避孕方法，尽量杜绝人工流产。

03 推荐母乳哺喂

妈妈的乳汁不仅能够哺育宝宝，让宝宝更健康，也能让妈妈更健康。母乳喂养可以降低妈妈患乳腺癌的概率，而且哺乳时间越长，患病风险率越低。这是因为妈妈在哺乳过程中，体内雌激素水平会变低，从而避免过度刺激乳房、子宫、卵巢内的细胞增长。

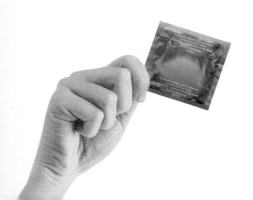

04 保持良好的生活习惯

膳食合理

如今,人们在饮食中往往会摄入过多的脂肪、蛋白质等,导致脂肪堆积,刺激内分泌系统,使体内雌激素或者催乳素水平增高,患乳腺疾病的概率也随之升高。所以平时应尽量少吃高脂肪、高热量食物,多吃蔬菜、水果、鱼类、蛋奶类、菌类和粗粮。尤其是年轻女性,不要为了减肥而采取节食的方法。节食减肥不仅会影响乳房对营养物质的吸收,导致体内缺少蛋白质,还易造成乳房下垂等。远离烟酒也是保护乳房的重要举措。

睡眠充足

睡眠不足或者不规律,也会影响体内激素的分泌。应该保证每天7~8个小时的睡眠时间,并且最好能在每晚11点前入睡。睡觉的时候尽量采取仰卧位或侧卧位,不要采取俯卧位,也就是"趴着睡",以免乳房血液循环不畅。

情绪平稳

情绪和内分泌的关系也是密不可分的,女性保持情绪放松、愉快,有利于卵巢健康,保证正常排卵和孕激素分泌正常。情绪波动易导致内分泌紊乱,所以要学会调整自己的心态,找到发泄情绪的方法,必要时可以寻求心理医生的帮助。

05 保持运动

　　乳房悬韧带和胸大肌相连，适当增加胸大肌的无氧锻炼，可以很好地促进乳房悬韧带的血液循环，从而增强其弹性，延缓乳房衰老。因此，平时多做扩胸运动或者健美操等，有助于乳房健康。此外，正确的走姿或站姿对乳房健康同样重要。行走时应抬头挺胸，坐立时也应挺胸，端正身姿，避免含胸驼背。

保持运动，可延缓乳房衰老。

06 适时婚育

　　妊娠、哺乳对乳腺功能有生理性调节作用，生育过晚或哺乳少的女性易患乳腺增生症。因此，适时婚育对乳房健康有很多好处。产后坚持自己哺乳，可减少乳腺小叶增生、乳腺癌等的发病率。女性经过怀孕哺乳这一个过程，可以促使乳房二次发育和腺体疏通，减少乳房疾病发生率，所以鼓励女性适时婚育。

07 多吃豆类

豆类食品对女性的乳房是很有益的，尤其是大豆内的异黄酮，作为一种植物雌激素，它能够提高女性体内的雌激素水平，减少乳房的不适感，每天吃两餐豆制品，对乳房的保养很有效。豆制品包括豆腐、毛豆、豆浆等，不仅可以降低乳腺癌的风险，也是蛋白质的很好来源。

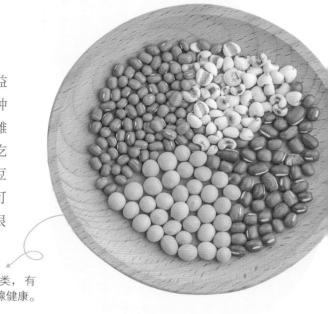

多吃豆类，有益于乳腺健康。

08 选戴合适的文胸

15 岁左右的青春期少女，乳房发育基本定形，要及时选戴合适的文胸。戴文胸除了显示女性的体形美，还可以支撑乳房，防止下垂，可预防乳房下部血液淤滞而引起乳房疾患，有利于乳房发育，减轻由于体育运动或体力劳动造成的乳房振动，避免乳房受伤，保护乳头不被擦伤或碰伤。

合适的文胸松紧适度，大小合适，不压迫乳房且佩戴舒适。

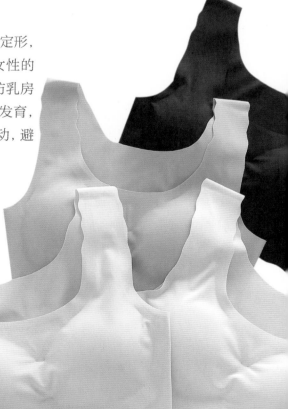

选戴合适的文胸才能有效地保护乳房。

第二章

不可忽视的乳腺疾病

乳腺是女性非常重要的器官之一，如果乳腺出现了问题，女性的健康也会受到比较大的影响。女性朋友平时要注意随时关注自己的乳房，如果感觉到有异常情况，必须及时到医院做检查和治疗。

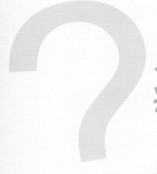

人们是怎么患上乳腺疾病的

乳腺疾病是女性常见疾病。调查显示，近年来患者群呈上升趋势，且趋于年轻化。

西医角度看乳腺疾病

从现代医学来讲，乳腺疾病的发生，与人体的雌激素水平关系密切，无论是单纯的乳腺增生，还是乳腺的良性肿瘤，甚至是乳腺癌的发生，都与激素水平的波动密不可分。女性的乳腺始终受内分泌的调控，初潮、月经、怀孕、哺乳、绝经等状况下，体内均会经历反复剧烈的内分泌变化，可造成乳房疼痛、胀痛、刺痛、触痛甚至瘙痒、乳头溢液等多种症状。此外，激素的过度转化，或者是人体对雌激素的敏感度增高，也易导致乳腺疾病。

中医角度看乳腺疾病

从中医角度来说，对乳房生理、病理影响最大的是肝、肾、脾、胃功能是否正常，以及肝胃两经、冲任二脉是否通调。脏腑气血津液中，肾的先天精气、脾胃的后天水谷之气、肝的藏血与疏调气机，对乳房影响最大。

乳腺在经络上的走行属于肝经，肝脏受情志因素影响比较大，肝气不舒则横逆犯脾，即中医所说的"肝郁乘脾"。脾脏又有统血的功能，为气血化生之源，脾脏的变化会影响到全身的气血形成和运化，可加重肝淤气滞。

中国乳腺疾病现状

相关研究发现，在 25 岁以上的中青年女性中，各类乳房问题发生率高达 70%，育龄妇女更高达 80% 以上。乳腺增生疾病居于乳腺疾病的首位，近些年来该病发病率呈逐年上升的趋势，年龄也呈低龄化趋势。据调查，70%~80% 的女性都有不同程度的乳腺增生，多见于 25~45 岁的女性。

2020 年全球新增癌症患者数据

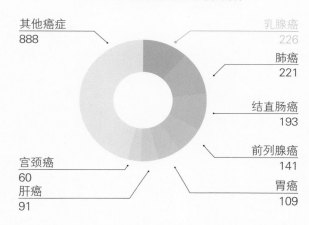

其他癌症 888
乳腺癌 226
肺癌 221
结直肠癌 193
前列腺癌 141
宫颈癌 60
肝癌 91
胃癌 109

发病人数（万人）数据来源：IARC 的 GLOBOCAN 项目

乳腺癌是女性第一大杀手

根据世界卫生组织国际癌症研究机构（IARC）发布的 2020 年全球最新癌症负担数据，2020 年，全球新增癌症患者高达 1929 万例，其中乳腺癌新增患者达 226 万例，超过肺癌的 221 万例，成为全球第一大癌症，且乳腺癌居于中国女性癌症新发病例数首位。

在中国，每年有 20 多万女性患乳腺癌，4 万多女性死于乳腺癌，在全球居高。中国乳腺癌有两大特点：

发病年龄早：中国乳腺癌患者发病高峰年龄为 45~55 岁，比国外患者平均年龄低 10 岁。其中，年轻患者相对较多，35 岁以下患者约占 15%。

就诊病期晚：以北京为例，首诊 1 期患者比例只有 32%，2 期占 52%，3 期和 4 期分别为 13% 和 2%。而国外 1 期患者比例超过 50%，大多数患者都能早发现、早治疗。

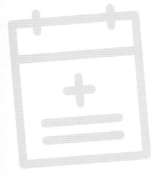

容易患乳腺疾病的女性

乳房健康很重要，如果未及时做好保健措施，容易患上乳腺疾病，甚至诱发乳腺癌。以下的几类人群更容易患上乳腺疾病。

压力过大的女性

女性承受着来自工作、生活等多方面的压力，很容易导致情绪焦虑，引起内分泌的紊乱。中国乳腺癌患者的平均年龄约为48岁，与美国乳腺癌患者的平均年龄61岁相比，提前了13年。对于这类女性，建议放松自己的心情，避免压力太大，这样才可以保持体内激素的平衡，让自己远离乳腺疾病。

乳腺致密的女性

胸部主要是由脂肪和乳腺腺体组成，其中决定乳房大小的主要是脂肪。中国女性饮食多是高蛋白食物，导致乳房脂肪组织较少、腺体组织较多，多为"致密性乳腺"。致密性乳腺的检查评估更加困难，其患乳腺癌的概率比非致密者高4~6倍，所以中国女性的乳腺癌患病率较高。

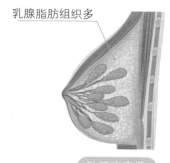

乳腺脂肪组织多

乳腺密度低

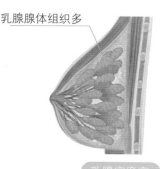

乳腺腺体组织多

乳腺密度高

拒绝母乳喂养的女性

很多年轻女性为了保持好身材，不愿意母乳喂养，殊不知这样会增加乳腺癌的患病概率。女性哺乳 12 个月，乳腺癌的发病风险就会降低 4%。母乳喂养有两个保护性作用：一是有助于终止乳腺上皮细胞的进一步分化，预防细胞恶变；二是可以延迟妊娠后月经周期的恢复时间，减轻内源性性激素对乳腺的刺激。所以，建议女性在产后尽可能选择母乳喂养。

晚育的女性

相关调查数据显示：30 岁之后怀第一胎的女性，其患乳腺癌的概率要比 30 岁之前怀孕、分娩的女性高 2 倍多。这是因为，女性第一次妊娠可以引起乳腺上皮发生一系列的变化，上皮细胞具有更强大的抗基因突变能力，同时产生大量的孕激素，孕激素可以消除因雌激素导致的乳腺增生，降低乳腺癌的发病概率。

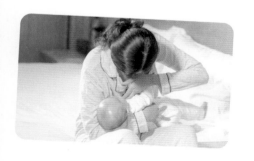

有不良生活习惯的女性

据调查，现在很多乳腺疾病的产生都和不良的生活习惯有关系，如经常熬夜、饮食不合理、抽烟喝酒等。现在有很多的职场女性，作息不规律，饮食以外卖为主，很容易引起内分泌失调，引发乳腺疾病。这类女性需要规范作息，注意饮食，避免熬夜，尽量不吃外卖。

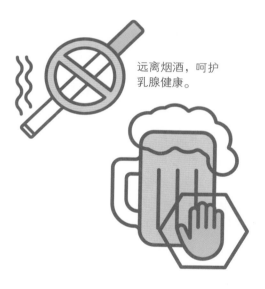

远离烟酒，呵护乳腺健康。

月经初潮较早的女性

有些女性第一次月经来得较早，身体内的激素水平较高，也较不平衡，因此患上乳腺疾病的概率也会更高一些。另外，绝经时间特别晚的女性也会出现同样的问题。这两类人要做好乳房的日常保健工作。

女性常见的乳腺疾病

女性常见的乳腺疾病可分为炎症性疾病、发育不良性疾病和肿瘤性疾病等若干大类，了解并有效预防它们，是呵护乳腺健康的关键所在。

乳腺发育不良

女孩进入青春期后，乳房没有明显发育，存在乳房平坦，乳头小，乳晕范围小，颜色浅或两侧乳房发育不对称，乳头内陷等现象，称为乳腺发育不良。

如果女孩卵巢无法分泌雌激素，导致乳腺组织不能正常发育而停留在儿童阶段，同时没有月经来潮，则不仅是乳房问题，还与内分泌疾病有关，应认真检查，及早治疗。如果发育不良是由慢性营养不良或慢性消耗性疾病引起的，就需要加强营养或治疗慢性病。

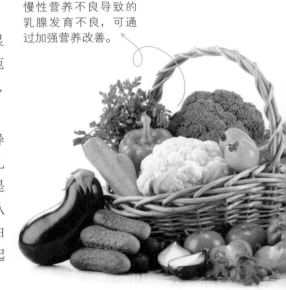

慢性营养不良导致的乳腺发育不良，可通过加强营养改善。

乳腺增生

常发生于中年女性，临床表现为乳房出现肿块，可能表现为单一、较大的肿块，也可能表现为乳房出现多个囊性结节，部分患者还伴有疼痛及触痛，但不太明显。

乳腺纤维腺瘤

常发生于青年女性，以 18~25 岁最为多见，也是常见的乳腺疾病之一，发病率仅次于乳腺增生病和乳腺癌，居第三位，在乳腺良性肿瘤发病率中居首位。

急慢性乳腺炎

急性乳腺炎是乳腺管内和周围结缔组织炎症，常在短期内形成脓肿，多由金黄色葡萄球菌或溶血性链球菌沿淋巴管入侵所致。多发生于产后哺乳期女性，尤其是初产女性更为多见。病菌一般从乳头破口或皲裂处侵入，也可直接由乳头孔侵入引起感染。急性乳腺炎初产女性患者与经产女性患者之比为 2.4∶1。乳腺炎在哺乳期的任何时间均可发生，但以产后 3~4 周最为常见，故又称产褥期乳腺炎。

① **急性乳腺炎**：乳腺的急性化脓性疾病，一般为金黄色葡萄球菌感染所致，多见于初产女性哺乳期。

② **慢性乳腺炎**：发病开始即是慢性炎症，多因排乳不畅、乳汁淤积形成硬结导致。

乳腺囊性增生病

本病是女性常见、多发病之一，多见于 25~45 岁女性，其本质上是一种生理增生与复旧不全造成的乳腺正常结构的紊乱。在中国，囊性改变少见，多以腺体增生为主，故多称"乳腺增生病"。世界卫生组织将其统称为"良性乳腺结构不良"。本病导致乳腺恶变的危险性较正常女性增加 2~4 倍，临床症状和体征有时与乳腺癌相混。

乳腺癌

乳腺癌是女性最常见的恶性肿瘤之一，发病数占女性恶性肿瘤患者的 7%~10%，已成为威胁女性健康的主要病因。它的发病常与遗传有关，以 40~60 岁的绝经期前后女性发病率较高。它通常发生在乳腺上皮组织，严重影响女性身心健康，甚至危及生命。

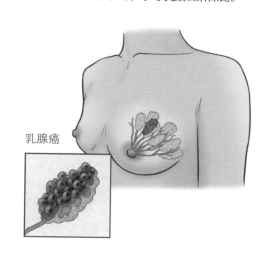

乳腺癌

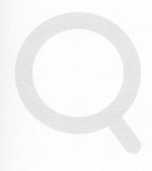

学会自查乳腺问题

乳腺自查的目的在于及时发现乳腺的异常变化，建议每月进行一次。应注意，乳腺自查不能代替专业诊断，若自查过程中发现任何可疑问题，都要尽早去乳腺外科就诊。早期诊断和治疗对乳腺癌预后有根本性影响。

第一步：观察乳房

裸露上身，站在镜子前，手臂自然下垂，放在身体两侧，观察乳房的外形（①）。如果发现一侧乳房比另一侧稍微大一些，不用担心，这一般是正常现象。接下来，双臂举过头顶（②），分别向右向左慢慢转动身体，观察乳房外形是否正常，比如乳头有无凹陷，两侧乳房是否对称，皮肤有无红肿、隆起、皱褶等现象。然后，双手叉腰（③），转动身体，观察乳房的形态是否有变化。

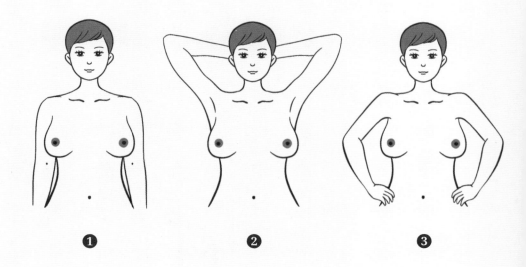

第二步：按摩检查

　　首先把左手举过头顶放在脑后,右手食指、中指和无名指并拢,指腹紧贴皮肤,从乳房上方开始按逆时针方向转圈,做按摩检查,检查乳房是否有硬块、是否有淋巴结肿大、乳头是否有分泌物等。检查完一圈后,指腹向内圈移动2厘米,继续检查,直到检查完整个乳房。

　　检查时手指不能脱离皮肤,用力要均匀,力度以手指能触压到肋骨为宜。检查完左侧乳房后,用同样的方法检查右侧乳房。由于站立或坐位时乳房自然下垂,乳房下半部分的肿块容易漏检,特别是比较胖的女性,所以卧位检查是十分必要的。检查时可以平躺在床上,在检查侧肩膀下方垫一个小枕头,使乳房处于水平的位置,检查的范围和手法跟坐位、立位检查是一样的。

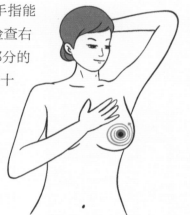

转圈按摩乳房,
检查是否有异常。

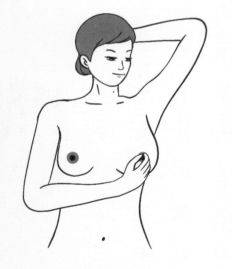

提拉、挤压乳头,
看是否有分泌物。

第三步： 提拉乳头

　　用拇指、食指和中指轻轻提拉、挤压乳头,看是否有分泌物。按压腋窝部位看是否有增大的结节。如果发现异常需要及时就医。

　　淋浴的时候皮肤光滑,检查也更方便,因此可在淋浴时自查乳腺。

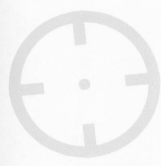

乳腺疾病的筛查方法

乳腺疾病筛查是通过简单有效的乳腺检查措施，对无症状妇女开展筛查，可以尽早发现疾病，从而提高疾病的治愈率。目前常用的乳腺疾病筛查方法包括外科触诊、乳腺彩超、乳腺钼靶和磁共振成像等，其侧重点各不相同。

外科触诊

到医院检查乳腺问题时，医生会进行外科触诊。通过触诊，可以观测到乳房水肿、蜕皮和乳头溢液等情况。触诊不能对触及的乳块性质进行准确判断，但仍然是乳腺疾病初筛不可缺少的检查方法。

乳腺彩超

乳腺彩超是利用彩超仪将彩超波发射到乳腺获得声像图，根据声像图显示的病灶的大小、形态、轮廓边界、回声类型、回声内部情况及后方衰减情况等判断病变的性质；可以准确分辨乳腺肿块的囊性、实性。高频探头对软组织分辨率高，可以观察病变血流情况，对人体也没有辐射，特别适合妊娠、哺乳期女性检查和乳腺疾病的筛查。

乳腺彩超检查在检查腋窝、锁骨处的淋巴结增大方面具有较大的优势。东方女性乳腺组织相对较小，且较为致密，对于乳腺钼靶无法筛查的致密乳腺，乳腺彩超检查无疑具有优势。

但是，其检查结果受彩超局限性和医生水平的影响。其对非肿块型病变及脂肪和腺体层的微小钙化难以鉴别；如果乳房体积过大，也会给检查造成困难。

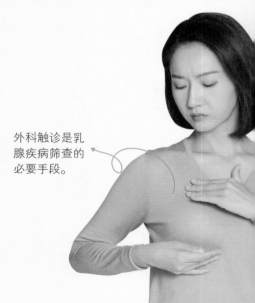

外科触诊是乳腺疾病筛查的必要手段。

乳腺钼靶

乳腺钼靶被称为乳腺疾病检查的"金标准"。它是一种低剂量乳腺 X 线摄影技术，能清晰显示乳腺的各层组织，对钙化点的识别率达到 95% 以上，对彩超无法辨别的钙化点，可以做到较为准确的判断和鉴别，被认为是诊断乳腺癌的有效和可靠的方法。对于体积较大和脂肪型的乳房，钼靶的优势也是非常明显的。

钼靶的缺点是检查时要用仪器压紧乳房，一部分患者会感觉到疼痛，同时还有一定的放射性，无法分辨肿块的囊性、实性，对致密型的腺体病灶检出率低。

钼靶和彩超是互补的，互有优势，临床针对一些难以诊断的乳腺癌，往往都是联合应用，但因钼靶具有电离辐射，一般情况下，建议 40 岁以上的女性一年进行一次检查即可。有乳腺癌家族史的女性，35 岁以后应每年进行一次检查。

磁共振成像

磁共振成像分辨率较高，可获得清晰而精细的图像，对于彩超和钼靶检查难以做出决断的病灶，它能提供更精准的评估。磁共振成像可以确定肿块在乳房中的具体位置，对判断乳腺肿瘤性质及早期肿瘤诊断具有很高价值。但是，其检查费用较高、检查时间较长，体内装有心脏起搏器或其他金属医疗组件的患者，不能进行磁共振成像检查。

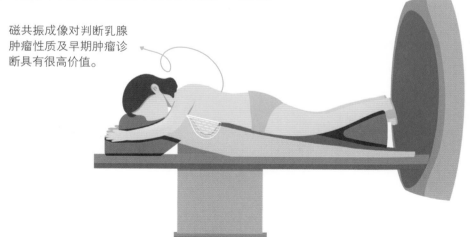

磁共振成像对判断乳腺肿瘤性质及早期肿瘤诊断具有很高价值。

乳腺筛查注意事项

1. 乳腺筛查的最佳时间是月经期结束后的第 7~10 天，因为乳腺会随着月经周期出现周期性的肿胀，而月经期结束后的第 7~10 天，乳腺腺体是月经周期中最软的时候。如果有乳腺肿瘤，不会受增生腺体的干扰，更容易被及时发现。

2. 检查时最好不要穿连衣裙，应该选择穿脱方便的衣服。

3. 如果有较早的彩超检查、钼靶检查结果，可交给医生作为参考。

乳腺筛查频率

定期自查乳腺：每月一次。

对于一般的乳腺疾病筛查，建议 35 岁以下的女性每年做一次乳腺彩超检查。

35 岁以上的女性，每年做一次乳腺钼靶加乳腺彩超检查，可以提高乳腺疾病的检出率。

另外，有乳腺癌家族史、乳腺癌保乳手术后、乳腺活检为高危良性病变、胸部放疗史、基因检测 BRAC1 和 BRAC2 基因突变者，建议进行磁共振成像检查。

就诊科室

看乳腺问题一般挂甲乳外科，也就是甲状腺及乳腺外科，也称内分泌外科，不要去胸外科、妇科就诊。

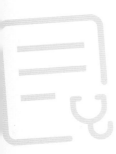

一次看懂乳腺检查单

在拿到一份乳腺检查单后，很多人看不懂报告上的图像或文字，本节将简要介绍常见的乳腺检查指标。

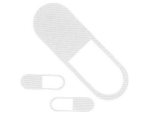

彩超报告的三个部分

彩超报告一般可以分成三个部分：

第一部分是彩超图像，以黑白为主，看不懂没关系，有医生查看分析。

第二部分是彩超描述，这一部分会涉及许多专业名词，例如方位、回声、血流、边界、形态等。它们是针对图片信息的客观描述性语言。

第三部分是彩超提示，也就是医生在综合影像学表现后，给出的一个初步判断，可能存在一定的主观性。

乳腺报告中的名词释义

结节

"结节"多出现在乳腺的彩超报告里，偶尔出现于简单的触摸查体报告和钼靶报告中。"结节"只是一个描述性的语言，形容发现的小肿块，并不涉及肿物的良恶性质，也不是疾病的名称。有"结节"不等于有癌。与结节相对的词汇是"团块"。"结节"形容的是"小肿块"，"团块"形容的是"大肿块"。

回声

在乳腺的彩超报告里，通常会用"低回声"或"无回声"等形容结节。这是用于描述病灶信号特点的专业术语。

强回声：乳腺组织里有钙化灶。彩超能发现的乳腺钙化灶一般是比较粗大的良性钙化。

低回声：通常对应最为常见的实心结节，良性和恶性的都有，需综合大小、边界、血流等其他描述确定治疗方案。

无回声：囊性结节，可能是单个，也可能是多个，里面是液体。小的囊肿是不需要手术治疗的，定期随访即可，如果囊肿变大，在体表可以触摸，可以进行穿刺抽吸治疗。

弱回声：介于低回声和无回声之间的一种结节，常常是由于囊肿病史较长，其内的液体变浑浊导致的。

形态与边界

边界清晰：观察到的肿块因为有包膜包裹，边界圆润光滑，形态规则（圆形或者椭圆形），一般是良性病变。

边界不清：观察到的肿块边缘看起来不清晰、粗糙，形态不规则（像毛刺、蟹脚），提示有恶性病变的可能。

大小

它是对肿块大小的一种描述性语言，并不能反映肿物的良恶性。病理单上一般会有肿块大小数据，且以肿瘤的最大直径计算，如4毫米×3毫米×3毫米。通常，肿块大小分为＜2厘米、2~5厘米、＞5厘米三大类，肿块越大，危险性越高，预后也越差。

血流

彩超中的彩色部分显示的是肿块的血流信号，用 CDFI 表示，一般情况下，恶性肿瘤因为细胞活跃，血流信号也较活跃丰富，有时呈树枝状，而良性肿块细胞分裂慢，一般无明显血流或者少量点状或条状血流。

腺体结构紊乱

"腺体结构紊乱"是在乳腺彩超或钼靶报告里较为常见的描述性语言，它主要反映腺体图像的情况。

如果把乳房比作一个包子，那么皮肤、皮下脂肪组织就是"包子皮"，而腺体就是"包子馅"。影像能清楚地区分"皮"和"馅"，而"馅"是重点。

如果"馅"的影像结构存在异常，就称之为"腺体结构紊乱"。其多数是由于腺体增生所致，也即人们常说的"乳腺增生"，当然也不能排除极少数是局部细胞的恶变所致。

BI-RADS

这是"乳腺影像报告及数据系统"的英文缩写，英文后面还带有级别信息，如 1 级、2 级、3 级等。当分级 ≥ 3 级时，提示医师要进行进一步诊断或外科干预。

钙化

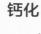

钙化在乳腺影像学检查中较为常见，但有问题的恶性"钙化"非常少见。散在的点状、孤立钙化大都是良性钙化，不会自主消失，但也不会恶变，不需要担心。怀疑为恶性钙化时，则需要医生进一步处理。

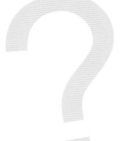

解答 10 个乳腺问题

01 什么因素决定乳房大小

遗传：一般情况下，母亲的乳房丰满，女儿的也丰满，包括乳房的形态也受遗传因素影响。但后天因素与乳房发育也有很大关系，例如下面将要提到的激素、脂肪、营养、疾病等。

激素：女性乳房的发育依赖于激素的刺激，其主要包括卵巢分泌的雌激素和孕激素，泌乳素、促肾上腺皮质激素等垂体激素，生长激素、胰岛素等微量激素。

脂肪：女性的乳房组织相对恒定，乳房大小主要取决于内部的脂肪含量。通常情况下，脂肪含量越高，乳房越丰满且富有弹性。因此，胖一些的女孩子乳房也相对更丰满一些。

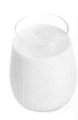

营养：营养对于乳房的大小也起着较为重要的作用。在青春期，如果过分偏食和节食，就可能造成营养不足、脂肪摄入过少，进而导致乳房发育不良。

疾病：如果身体存在某些疾病，也可能造成乳房发育不良，需要及时就医。例如，原发性卵巢发育不全、垂体前叶功能减退症和垂体性侏儒症等病症，会导致雌激素、孕激素等分泌量不足，造成乳房发育不良。如果身体存在消耗性的疾病，比如结核、重度贫血、营养不良等，也易导致乳房发育不良。

02 乳房按摩能丰胸吗

很多乳腺按摩广告，号称按摩能丰胸、防止乳房下垂甚至治疗乳腺癌，其实都是无稽之谈。很多按摩精油含有大量的雌激素，再加上外力刺激，会增加乳腺癌的患病风险。

乳房下垂跟重力有一定关系，也是人体正常生理变化的结果。此外，韧带松弛、肥胖、过度减肥，都容易使乳房的脂肪组织与皮肤松弛，导致乳房下垂。

此外，如果乳腺中存在癌细胞，通过手术、药物治疗等手段可以有效控制，按摩只会让乳房问题更加严重，甚至造成乳腺恶性肿瘤转移、扩散。

03 为什么两侧乳房不对称

很多女性的乳房都存在一定程度的不对称现象，比如大小、体积或是相对位置不对称。相关统计显示，多达25%的女性存在两侧乳房大小相差一个罩杯的情况。

乳房不对称的原因可以分为先天性原因和后天性原因。先天性大小胸在青春期乳房发育过程中就已经出现，一般不会影响健康；后天性大小胸主要源于体态、哺乳、运动等方面的特定生活习惯影响。

比如，对大多数右利手女性而言，如果喜欢打羽毛球，易使右侧胸大肌比左侧更发达，导致右侧乳房比左侧乳房更大。长期侧卧位睡觉的女性，也易出现大小胸现象。

此外，后天性疾病、外伤也可能造成乳房外观上的畸形，如乳腺癌、乳腺炎等。

特定的运动方式或习惯，是造成两侧乳房不对称的原因之一。

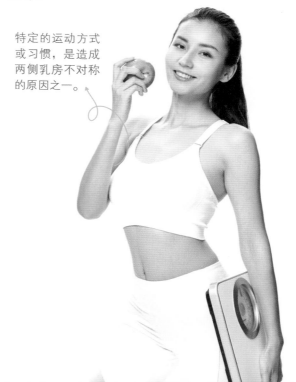

04 乳房过于肥大是怎么回事

乳房肥大可分为3类：乳腺过度增生性乳房肥大、肥胖型乳房肥大及青春型乳房肥大。

乳腺过度增生性乳房肥大： 乳腺组织过度增生，乳房肥大而坚实，乳腺小叶增生明显，常有压痛。在月经期间，常常有自发性疼痛，并伴有乳房下垂，较多发生于已婚育的女性。

青春型乳房肥大： 一种在青春发育期出现的乳房渐进性增大，且存在过度发育，乳腺组织增生、肥大。乳房表现为匀称性肥大，乳房下垂不明显，这类患者可有家族史。

肥胖型乳房肥大： 整个乳房肥大且匀称。在组织结构上，以乳房中的脂肪匀称增生、脂肪细胞肥大为主。乳房皮下有脂肪增生，在乳腺组织之间，也有脂肪增生及浸润。这类人群常伴有全身性肥胖。

05 乳头溢液怎么办

排除妊娠期和哺乳期，若乳头溢液需引起高度重视，有可能是外力过度刺激乳头，又或是运动时没有穿戴合适的内衣引起的。若多次出现乳头溢液甚至流血，应及早就医检查，排除乳腺癌的可能性。

如果频繁出现乳头溢液甚至流血，需尽早就医检查。

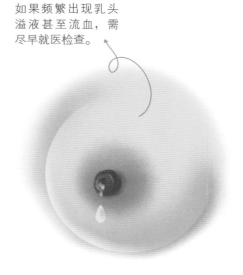

06 乳腺癌有家族遗传倾向吗

遗传因素是乳腺癌发生的重要原因之一。如果家族中有人曾经患乳腺癌，则同家族女性罹患乳腺癌的概率为常人的 2~3 倍。其中，BRCA1 或 BRCA2 基因突变的携带者具有明显的乳腺癌家族遗传倾向，必要情况下，同家族女性甚至可以采取预防性双侧乳腺切除手术。

07 男性会得乳腺癌吗

虽然乳腺癌是女性高发疾病，但它并不是妇科疾病，也并非女性专属，男性也可能患病。研究发现，大约 1% 的乳腺癌患者是男性，其中直系亲属曾患乳腺癌、雌激素过多（药物、肥胖或肝病、甲状腺疾病导致）、长期酗酒、具有原发性睾丸疾病（睾丸炎、睾丸损伤等会使雌、雄激素分泌比例失调）的男性是乳腺癌高危人群。

不过男性乳腺癌发病年龄往往比较大，而且发病率远低于女性，但恶性程度高，发现晚。

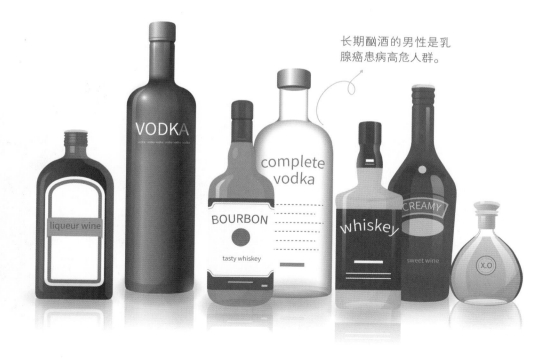

长期酗酒的男性是乳腺癌患病高危人群。

08 男性的乳腺也会增大吗

男性也有乳腺，只是乳腺腺体没有女性明显。正常情况下，男性的乳腺腺体不会发育，但是当体内激素分泌不协调时，腺体就可能发育，导致乳腺增生性疼痛等症状。其实，这个现象非常普遍，包括一些发育期青少年，雌激素和雄激素分泌不均，也会导致乳腺增生，出现乳核、腺体变大或疼痛的情况。

09 如何预防男性乳腺发育

男性乳腺发育是常见疾病，大多属于良性病变，癌变的概率一般很小。预防男性乳腺发育，重在改变不良饮食习惯和不良作息等。

不吃富含雌激素的食物。 饲料养殖类畜禽体内含有较多的类雌激素。

不吃油炸食品。 油炸食品含有的过量油脂会加速体内雌激素生成，加剧乳腺增生。

少喝咖啡，忌食辛辣刺激性食物。 咖啡因在促进神经兴奋的同时，会影响人体的内分泌，对乳腺的影响较大。辛辣刺激性的食物也可能导致内分泌紊乱。

清淡饮食，少吃高脂食物。 脂肪中所含的类固醇可以在人体内转变成雌激素，可促进乳腺增生和其他乳腺疾病的发生。

少熬夜。 生活起居长期没有规律，会导致内分泌功能紊乱，引发乳腺增生或者使乳腺增生更加严重。

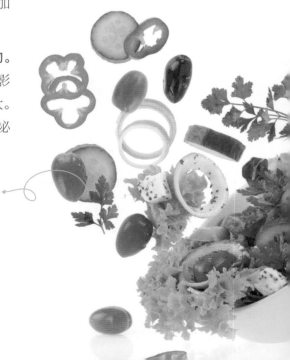

健康饮食有助于预防男性乳腺发育。

❿男性乳房发育怎么办

男性乳房发育可能与内分泌系统疾病、乳腺疾病或者身体肥胖有关，可以到医院进行乳腺彩超检查及激素方面的检查。

内分泌失调可导致男性乳腺发育，比如雌激素水平较高、乳腺组织雌激素受体对雌激素敏感度增高或雄激素受体缺陷等都会造成男性乳房发育。

男性乳房发育症也可以称为乳腺增生，也就是由于乳房腺体的增生、增厚，使乳房外观上出现病理性隆起，造成男性乳房增大，甚至有疼痛的感觉。

男性乳房发育症可分为原发性男性乳房发育症和继发性男性乳房发育症两大类。

原发性男性乳房发育症多可以自行消退，不必急于治疗；如果乳房持续发育，可使用激素类药物治疗，如三苯氧胺、甲睾酮等。

继发性男性乳房发育症，首先应明确致病原因。如果是睾丸肿瘤、肾上腺肿瘤、肺癌、甲状腺功能亢进或肝脏疾病患者，应先治疗原始病。因服用某些药物引发的男性乳房发育症，应停用该

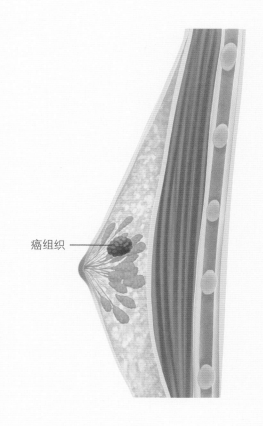

癌组织

药物。对于性腺功能减退患者，可使用三苯氧胺、甲睾酮等药物治疗。如果上述治疗措施无效，也可以通过手术切除增生肥大的乳腺组织。

男性除了乳腺增生或者乳腺发育以外，有时也会长乳腺纤维瘤，甚至得乳腺癌等。

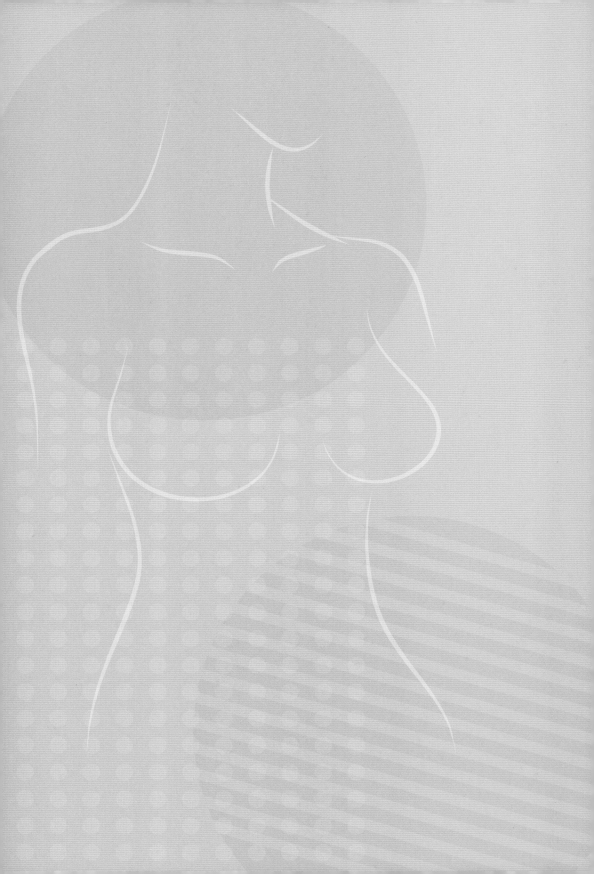

第三章

青春期常见乳腺疾病

青春期是女性第二性征发育的关键时期，乳房发育尤为明显。这一时期，女孩们要做好乳房保健，促进乳房充分、健康地发育。

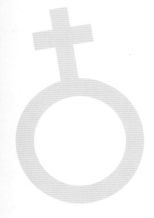

青春期乳房变化

女孩的乳房发育因人而异，先天性遗传因素、后天性因素都会起到一定的作用，且存在一定的规律性。

青春期乳房发育过程

正常情况下，女孩乳房开始发育的时间为 9~14 岁。乳房的发育过程可以分为五个时期。

乳房发育时期	内衣穿戴注意事项
Ⅰ：青春期前，乳房尚未发育。	这个时期对内衣选择没有太大的要求。
Ⅱ：乳房发育初期，乳头下的乳房胚芽开始生长，呈明显的圆丘状隆起。	这个时期乳房正慢慢"发芽"，选择无海绵、无钢圈的薄款单层内衣即可，以避免摩擦为主。
Ⅲ：乳房变圆，形如成人乳房状，但仍较小，呈小丘状。	可以选择双层面料的内衣，以防露点。仍然是无钢圈、无海绵。
Ⅳ：乳房迅速增大，乳头乳晕向前突出。	要开始穿戴有承托力的内衣，可选择有海绵或夹棉、有承托力的无钢圈或软钢圈内衣。
Ⅴ：乳房基本发育完成，乳头、乳晕与乳房融为一体，外形协调。	要穿戴有更好承托力的内衣，同时顾及舒适性、松紧度等。

青春期乳房发育特点

　　青春期的女性，血液中含有较多的雌激素和生长激素；雌激素又会诱导乳房中的脂肪细胞利用氨基酸，在细胞内合成雌激素受体蛋白质，促使脂肪细胞体积增大，数量增多。在青春期4~5年的时间里，乳房的体积呈持续、渐进式增大，是乳房发育最明显的时期。

青春期后乳房生长逐渐停滞

　　青春期，卵巢每个月分泌的雌激素水平比青春期后高出数倍，脑下垂体分泌的生长激素也比青春期后高出1.5~3倍。青春期后，雌激素与生长激素的分泌量都随着年龄增长而逐渐减少。在众多细胞共同分享体内激素的情况下，没有足量的雌激素和生长激素帮助乳房继续生长，只能让乳房维持现状，乳房中的脂肪细胞成为弱活性细胞，乳房体积变化进入停滞阶段。

乳房在青春期呈持续、渐进式增大。

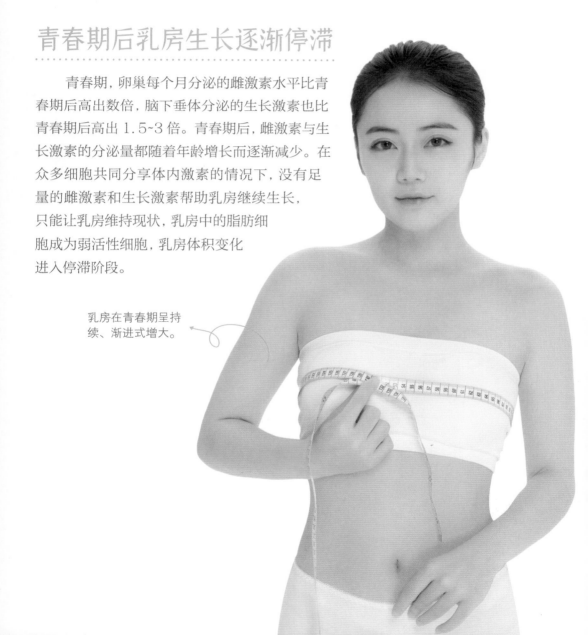

青春期男孩乳房为什么发育

在正常情况下，男性乳房是不发育的，但部分男孩在青春期会出现单侧或双侧乳房肥大的现象。

男性睾丸主要分泌雄性激素，但也会分泌少量雌性激素。进入青春期后，由于下丘脑、垂体前叶的功能逐渐活跃，因此与性激素分泌功能直接相关的促性腺激素释放激素，以及促性腺激素的含量增加，使少部分男孩体内雌激素水平升高。在雌激素的作用下，这些男孩的乳房开始发育，并出现肿胀、疼痛，但都是暂时的，一般持续半年到一年就会消失。如果男孩乳房发育一年以上仍未消退，反而有增大趋势，可能是病理情况，需要及时就医。

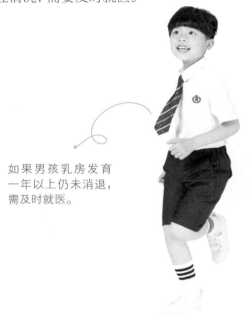

如果男孩乳房发育一年以上仍未消退，需及时就医。

关于女孩乳房过早发育

女孩乳房过早发育可分为两种情况。一种是单纯性的乳房过早发育，多指女孩在 8 岁前，出现单侧或双侧乳房发育，但不伴有子宫和卵巢的变化，没有阴毛、腋毛等其他性征出现，也没有骨龄提前。出现这种情况一般是由于摄入食物中含有激素，或大量食用动物肝脏、高蛋白食物等。

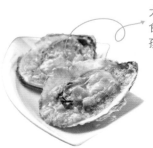

大量食用高蛋白食物，可能导致女孩乳房过早发育。

另一种是伴有第二性征出现的真性性早熟，这是下丘脑腹侧垂体促性腺激素过早分泌导致的。此类性早熟，其发育过程与正常青春期发育过程一致，只是时间提前。

性早熟对孩子的影响

性早熟的孩子由于性激素提前大量分泌，生长速度比同龄同性别的儿童明显更快，但骨骺会提前闭合，生长停止早，导致成年期身材矮小。

性早熟的孩子生理年龄和心理年龄无法匹配，往往没有充足的心理和思想准备面对性发育，甚至会导致精神紧张、自卑、恐惧和不安情绪等，需要进行及时、有效的心理疏导。

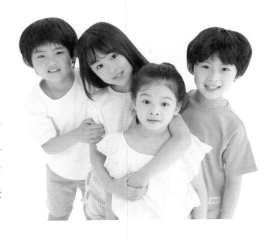

乳房过早发育如何治疗

对于营养过剩、雌激素影响、性激素食品或补品等导致的单纯性的乳房早发育，孩子应远离不健康的食品、儿童保健品、成人化妆品等。当孩子体内雌激素水平恢复正常，乳房过早发育就会停止。

对于真性性早熟导致的乳房过早发育，通过注射促性腺激素释放激素类似物，可达到抑制性激素分泌，延缓青春发育过程的目的。一般情况下，治疗需要持续 2 年以上。注射促性腺激素释放激素类似物相对比较安全，部分孩子会出现面部潮红、多汗等状况，属于正常反应，无须过度担心，也可以随时咨询医生。大多数性早熟是可以治好的，但早期发现、及时治疗非常重要。

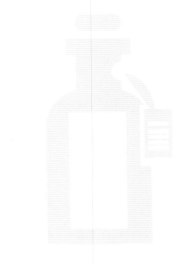

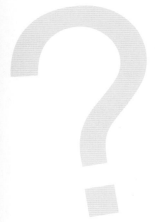

青春期乳房胀痛问题

　　每位女性或多或少都经历过乳房胀痛，但每个人的胀痛频率、方式、时机并不一样。一般来说，大部分的乳房胀痛仅仅在某个生长发育阶段出现，如青春期乳房胀痛等。这是一种生理表现，与疾病无关。

青春期乳房胀痛的原因

　　青春期乳房胀痛是发育的信号，一般发生于9~13岁，这时体内会大量分泌雌激素，当雌激素作用于乳房时，就会促进乳腺增殖及乳腺管发育，进而让乳房变得紧绷挺立，乳头隆起。在这个过程中，会由内向外产生胀痛感，同时，当异常敏感的乳房受到外界挤压时，也更容易产生疼痛感。之后，随着月经初潮的到来，乳房慢慢趋于成熟，这种胀痛感也就随之消失了。

　　青春期乳房胀痛一般不需要做什么特殊处理，平时注意穿着大小合适的棉质内衣，避免吃激素含量较高的食物，比如某些被催熟的鸡肉，更不要随便吃营养品、保健品甚至丰胸产品；同时控制高脂肪、高蛋白饮食的摄入量。

女孩月经前乳房胀痛

　　青春期女孩在月经来潮前，雌激素水平上升，更易导致乳腺充血水肿，这时就会产生胸部的胀痛感；随着月经结束，雌激素水平下降，这种胀痛感也会自然缓解。

　　需要注意的是，在生理期发脾气、生闷气、压力过大以及睡眠不佳等，也可能造成或加重乳房胀痛。

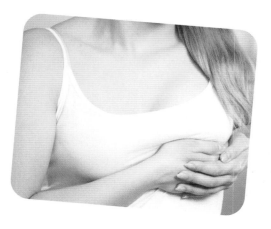

如何缓解青春期乳房胀痛

青春期乳房胀痛感过于明显时，可以通过热敷的方式进行缓解，比如使用热水袋、热毛巾或者专用的热敷袋进行热敷，但要注意避免烫伤皮肤。再或者采用冷热敷交替的方法，这样效果会更加明显一些。

如果胀痛严重到无法忍受，建议到医院做一些检查，项目主要包括触诊、彩超、钼靶检查和磁共振成像等。一般情况下，医生会先进行触诊检查，再通过彩超做辅助检查。在排除疾病因素后，再开具药物以缓解胀痛。

青春期少女如何保护乳房

1. 正确的认识：正确的认识乳房发育是每位女性的必经之路。乳房发育是正常的生理现象，不必为此自卑、害羞，更不能因此而过度束胸。

2. 注意姿势：平时要养成正确的坐立习惯，挺胸、收腹、紧臀，不要含胸驼背。睡觉时宜取仰卧或侧卧位，不宜俯卧，否则容易压迫胸部。

3. 营养全面：青春期正是长身体的时候，不可因追求苗条而过分节食或偏食。营养均衡了，才有利于胸部和身体的发育，保证充足、合理的脂肪摄入量，有利于增加乳房的脂肪量，保持乳房丰满浑圆。

4. 适当运动：适当多做扩胸运动、俯卧撑及胸部健美操等加强胸部肌肉力量的锻炼。早晚适当地按摩乳房，通过神经反射改善垂体分泌水平，促进乳房发育。

5. 注意保护：在乳房发育的过程中，有时会出现轻微的胀痛或瘙痒，不可用手挤捏或抓搔。在劳动或运动过程中要保护好乳房，避免因撞击或挤压受伤。

6. 佩戴合适的文胸：注意不要过早佩戴文胸，以免影响乳房的正常发育。应在乳房充分发育后再开始佩戴文胸，且大小、松紧度要合适。

专题 乳腺门诊

青春期男孩"乳房肥大"

乳腺科门诊曾接诊一位 19 岁的男孩，个头约 180 厘米，由母亲陪同，谈及为何就诊时略显羞涩，其母亲代诉发现双乳肥大 1 年余，偶有疼痛。既往未服用精神类、激素类等药物，无烟酒史。查体可见双侧乳房明显增大，双乳大小形态较对称，双乳可触及大小约 4 厘米 ×4 厘米的腺体样组织，未触及明显肿块，双侧腋窝未触及明显肿大淋巴结。查彩超提示：双侧乳腺腺体明显增厚，可见片状低回声区。提示双乳腺体样增生（男性），未见明显占位性病变。至此，结合患者症状、体征及辅助检查，予以诊断：男性乳腺增生症（双乳）。

男性乳腺增生症是生理性或病理性因素引起雌激素与雄激素比例失调而导致的男性乳房组织异常发育、乳腺结缔组织异常增生的一种临床病症，也是最常见的男性乳腺疾病。临床往往表现为一侧或两侧乳房无痛性、进行性增大或乳晕下区域出现触痛性肿块。50% 的男性乳腺增生症是生理性的，以新生儿期和青春期最为多见，往往短暂可自愈。目前认为，体内性激素水平紊乱是引起该病的主要原因。

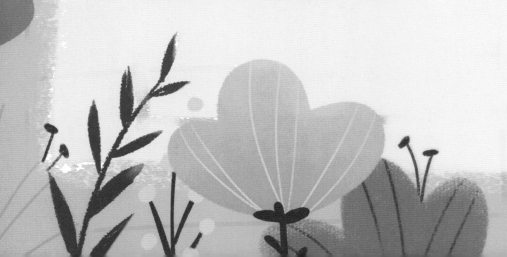

　　该患者处于青春期晚期，性激素分泌旺盛，垂体前叶促性腺激素刺激睾酮和雌激素的产生，如果睾丸在分泌大量睾酮之前合成大量的雌激素，就会引起血清中雌激素／雄激素比值升高，进而导致男性乳腺增生。

　　据男孩自己描述，该病已严重影响到其心理健康，"自己平时喜欢打篮球，但同学们都会嘲笑自己，现在不怎么打篮球了"，可能也是为了避免孩子出现自卑心理，男孩母亲才带着孩子来医院看病。考虑到孩子青春期较为敏感，加上其迫切想要恢复正常男性胸部形态的心情，在安抚其情绪后，建议完善相关入院筛查，进行微创切除腺体结合浅层吸脂整形手术。

　　青春期男孩出现乳房增生可能是生理性的、一过性的，但如果影响到正常生活及心理健康，建议及时到正规医院乳腺科诊治。

第四章

成人期乳腺疾病

　　成年女性的生活压力比较大，容易出现乳腺健康问题，因此要时刻关注自己的乳房健康状况，定期检查，保持规律生活，合理减负减压，避免过度疲劳，学会放松心情，有助于预防乳腺疾病的发生。

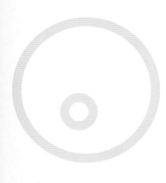

影响美观的副乳

副乳分为先天性副乳和后天性副乳两种。先天性副乳是一种先天性发育异常，指除了正常的乳房组织外，腋前或腋下出现了多余的乳房组织，只能通过手术才能去除。后天性副乳又叫假性副乳，一般是由脂肪在腋前堆积形成的，可以通过运动或穿着合适的内衣改善。

怎样区分副乳和赘肉

很多女性朋友穿上内衣就能看到腋下有两坨多余的肉露在外边，非常影响美观，有人说这是赘肉，也有人说这是副乳。相较于后天形成的赘肉或者说"假性副乳"，先天性副乳大部分有乳腺组织。辨别两者最好的方法是到医院做彩超检查。在彩超图像中，脂肪往往呈现为回声特别低的大颗粒团块，而腺体的回声略高，与脂肪明显不同。当然，自己在家也可以区分两者。

> 在月经期、妊娠期和哺乳期，副乳会出现肿胀、疼痛，并在相应生理期结束后胀痛感消失。赘肉则不会有不适感。

> 副乳可存在乳头甚至分泌乳汁。

一般情况下，副乳没有危害，可以与我们和平相处，没有必要进行处理，但是如果副乳中出现了肿物，或者感觉疼痛难忍，尤其是在月经期间，使用药物都没有办法缓解的话；或者副乳比较大，非常影响美观时，可以考虑通过手术切除。

先天性副乳

什么是先天性副乳

先天性副乳又叫多乳房畸形或者多乳腺症，多在生育期出现，以女性为主，偶尔发于男性。中国女性发病率为 1%~5%。

先天性副乳的发育过程

当胚胎在子宫里发育到第 6 周的时候，在腹部两侧，从腋下到腹股沟的连线上，会形成 6~8 对乳头状局部增厚，叫作乳房始基。

在正常情况下，胚胎发育到第 9 周的时候，只有胸前位于第 4 肋间的一对乳腺始基保留，并且继续发育，其余的乳腺始基都会退化、消失。如果其余的乳腺始基没有消失，就会在出生后发育成多余的乳房或者乳头，也就是先天性副乳。它们常常长在腋下或者腋前，还有一部分可能长在正常乳房周围、腹部甚至腹股沟等部位。

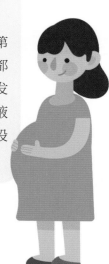

出现先天性副乳的原因

人类的繁殖能力比较低，一胎一般只能生 1 个孩子，一对乳房就能满足哺乳需求，因此经过漫长的进化，人类在胚胎发育后期会只保留一对乳腺始基。如果其他乳腺始基没有正常退化，就会像其他哺乳动物一样长出两排乳房。所以，出现副乳实际上是一种返祖现象。

先天性副乳的分类

　　先天性副乳分为两种：完全型副乳和不完全型副乳。完全型副乳跟正常的乳房一样，有完整的乳腺，有些还有乳头和乳晕。这种副乳会随着月经周期的变化而变化，在妊娠期、哺乳期可能还会分泌乳汁。

　　不完全型副乳是没有乳腺的，有可能存在乳头和乳晕，但不会随着月经周期变化而变化，也不会产生泌乳现象。

先天性副乳肿胀

　　需要注意的是，如果副乳肿胀，甚至出现了泌乳现象，一定不能按摩，否则会进一步促进泌乳，而且可能造成肿胀组织损伤从而导致炎症反应。此时可以采用适当的冷敷，如将土豆片或者卷心菜泡在冷水中 15~20 分钟，取出后放在副乳上，保持 15~20 分钟后丢弃，再拿新的土豆片或者卷心菜冷敷，持续 1 小时，休息 30 分钟后，重复上述过程，副乳就会慢慢终止泌乳。

用土豆片等冷敷
副乳，有助于终
止泌乳现象。

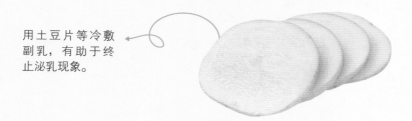

孕产妇副乳变化

　　有些先天性副乳会在妊娠期或者哺乳期生长，这是因为副乳的生长和正常的乳房一样，需要激素刺激，但也不是每一次刺激都会让副乳生长，比如青春期，副乳一般不会生长、变大。到了妊娠期、哺乳期，体内的雌激素、孕激素、泌乳素等激素变化剧烈，就可能刺激副乳生长。

后天性副乳

后天性副乳多由脂肪堆积和内衣选择不合适造成。例如，有些女性喜欢选择小一号的内衣，以此达到挤出"事业线"的效果，但是过小的内衣包裹性不足，长期穿着，易使乳房周围的脂肪组织被挤向腋前或腋下，形成假性副乳。

选择合适的内衣

对于假性副乳来说，选择合适的内衣十分重要。

首先要正确测量自己的胸围。胸围有两个数值，即上围和底围。

上围的测量方法：分别在站立、弯腰 45 度和弯腰 90 度的时候，用软尺放在胸部最丰满的地方环绕身体一圈，得到 3 个数值，以其平均值作为上围数值。

底围要在直立状态下测量：正常吸气和呼气的时候，分别沿胸部下缘测量一周，得到 2 个数值，取平均值就是底围。

接下来可以确定罩杯。用上围减去底围，并按下面的方法确定罩杯：

如果数值小于 10 厘米，为 A 罩杯

如果是 10~12.5 厘米，为 B 罩杯

如果是 12.5~15 厘米，为 C 罩杯

如果是 15~17.5 厘米，为 D 罩杯

这样就可以选购对应尺寸的内衣了。当然，最好试穿一下，以确认其是否舒适、合体。除了尺寸，最好选择纯棉材质的内衣，并且 2~3 天换洗一次。

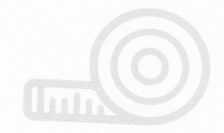

通过运动改善假性副乳

对于假性副乳来说，可以通过一些运动改善胸部线条，让身材更加自然流畅。下面介绍几个有益于改善假性副乳的动作，每个动作可以重复 10~15 次，做 3~4 组。

第一个动作：合掌前推

首先双手在胸部前方合掌，指尖朝前。背部肌肉夹紧，保持胸部上挺。然后双手向前推出，双手推出时充分夹紧胸部，直至胸大肌感受到强烈的收缩感，双肩自然下沉，然后恢复原位。

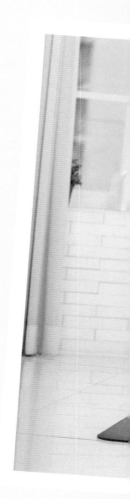

第二个动作：推墙击掌

首先距离墙面半臂距离站立，双臂打开，略宽于肩，双手撑在墙面上。手腕、手臂和肩关节处在一条直线上。肩胛骨和臀部夹紧，胸部保持上挺。吸气时，手肘弯曲身体向前；呼气时，推出身体并击掌，身体始终保持整体移动。

第三个动作：俯卧跪姿屈臂

首先双膝跪在垫子上，手臂伸直撑地，吸气时，肩膀下沉，向下做屈臂动作，一直到胸部着地为止；呼气时，将身体推出。屈肘时，注意把身体的重心放在手腕上，用手臂和手腕的力量支撑身体重量（如下图所示）。

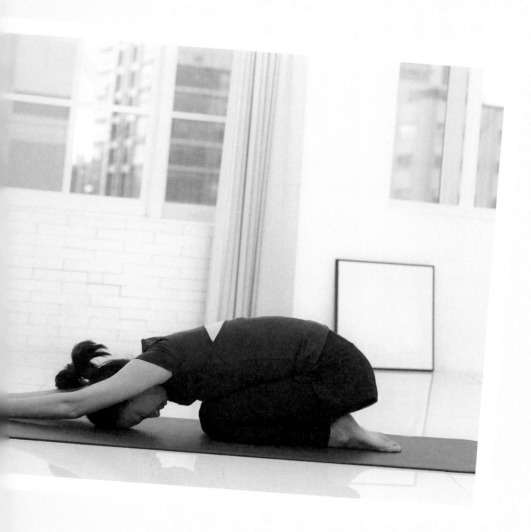

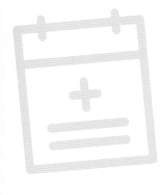

乳腺增生症

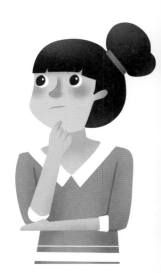

很多女性都有每年体检一次的习惯。在体检报告上，"乳腺增生"是一种很常见的诊断，有些女性看到这个诊断难免忐忑不安，生出很多疑问，如：为什么会得乳腺增生？需不需要治疗？会不会癌变？下面就给大家解答这些疑问。

乳腺增生是最常见的良性疾病

乳腺增生有很多名字，目前在临床上没有统一命名。它也被称作乳腺腺病、纤维囊性乳腺病、乳腺纤维囊性改变、良性乳腺结构不良、乳腺囊肿、慢性囊性乳腺病、乳腺囊性增生病等，具体和医院规定或者医生习惯有关。

乳腺增生是乳腺发育和退化过程失常导致的一种良性乳腺疾病，本质上是乳腺主质和间质不同程度地增生以及恢复不完全，造成的乳腺正常结构紊乱，常表现为乳房疼痛和乳腺结节。乳腺增生既不是肿瘤，也不属于炎症，从组织学表现看，其为乳腺组织导管和乳腺小叶在结构上的退行性病变和结缔组织的进行性生长，与内分泌功能紊乱密切相关。

乳腺增生的发病率居于乳腺疾病的首位，其危害主要在于心理压力，而非疾病本身。据统计，70%~80% 的女性都患有不同程度的乳腺增生，且多发生于 30~50 岁的女性。近年来，该病的发病率呈逐年上升的趋势，发病年龄也日趋低龄化。

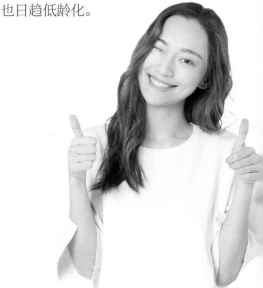

乳腺增生的分类

乳腺增生分为生理性乳腺增生和病理性乳腺增生两种。

生理性乳腺增生

生理性乳腺增生是体内激素周期性变化引起的。月经前期，雌激素和孕激素分泌量增加，乳房中的腺泡组织和导管组织在激素的刺激下变大或者增多，月经来潮后，激素水平下降，这些组织就会慢慢恢复到原来的样子。在这个过程中，如果雌激素或孕激素比例失调，就会导致乳房中腺泡组织和导管组织过度增生或者无法恢复原状，久而久之便会形成乳腺增生。

生理性乳腺增生可能没有任何症状，也可能会出现周期性的乳房疼痛、肿块和瘙痒。一般情况下，在月经到来前一周，患者会感觉到乳房胀痛，也可能是针扎一样的痛或者是钝痛。疼痛主要发生在一侧乳房，也可能发生于两侧，有时候疼痛会放射到腋下或者背部。触碰乳房时，疼痛会加重，还可能随着情绪变化产生波动。通常，月经之后疼痛会自行缓解，逐渐消失。

疼痛的同时，乳房或者腋下还可能出现肿块。其大小不同、形状不一，有片状肿块、结节状肿块、条索状肿块、颗粒状肿块等。如果用手轻推，肿块的位置可发生轻微改变。月经之后，肿块会变软变小，乃至消失不见。另外还可能伴有乳头干燥、瘙痒症状。

绝大多数乳腺增生都是生理性乳腺增生。

病理性乳腺增生

病理性乳腺增生跟长期内分泌失调、雌孕激素水平紊乱有关，没有周期性的变化规律。

乳腺增生的临床表现

乳房疼痛： 多见于未婚女性、已婚未育、尚未哺乳的妇女，其主要症状为乳房疼痛，疼痛多为钝痛、胀痛、触痛；疼痛程度不一，轻者可以忍受，重者严重影响学习和工作；疼痛可同时累及双侧，但多以一侧偏重。疼痛多具有周期性，月经前乳腺胀痛明显，月经过后即见减轻并逐渐停止。乳房疼痛的严重程度与结节的有无及范围无相关性，疼痛可向腋下、肩背部放射。有时也与劳累、情绪紧张等有关。

乳房肿块： 35 岁以上女性患者多有乳腺肿块，胀痛和触痛较轻，且与月经周期无关。用手触摸乳房可摸到大小不等、扁圆形或不规则形、质地柔韧的结节，可有一个或者多个形成一片，与周围无粘连，推之可移动，但与周围乳腺组织的分界并不清楚，月经过后可能钙化缩小。

乳头溢液： 少数患者的乳头会有液体溢出的情况。溢液一般清亮无色，若出现黄色或红色血性液体，建议到医院诊疗。

其他表现： 该病病程长而缓慢，且由身体内分泌功能紊乱引起，故除乳房方面的症状外，还可出现月经不规律、情绪不稳定、爱出汗等症状。

乳腺增生的发病原因

乳腺增生的发病原因主要可分为内在因素和外在因素两大类，如内分泌因素、人为因素等。此外，精神因素、环境因素、遗传因素等，也可诱发乳腺增生。

内分泌因素

一般认为，乳腺增生的发生、发展与卵巢的内分泌情况密切相关。研究表明，机体内分泌失调，雌激素分泌过多，雌二醇（E2）的异常增长可刺激乳腺实质增生。

每次月经来潮前，体内的雌激素水平较高，故乳腺增生患者多有经前乳房胀痛的情况。此外，催乳素、促黄体生成素及甲状腺激素的异常分泌也可促进乳腺上皮细胞增殖等，最终导致乳腺增生。

人为因素

不良生育因素： 女性高龄不育、人工流产、不哺乳等，易导致人体内分泌紊乱，从而诱发乳腺增生。

不良生活习惯： 佩戴过紧的文胸或穿过紧的内衣等；高脂、高能量饮食，导致脂肪摄入过多；饮酒和吸烟等不良生活习惯，都易诱发乳腺增生。

滥用保健品、避孕药： 长期过量摄入雌激素，可导致内分泌失衡，进而诱发乳腺增生。此外，一些速生食品、人工饲养的水产及家禽，也多含有激素成分，长期食用易导致乳腺增生。

其他因素

传统中医理论认为，人体机能失调，气血流通失度，痰凝、气滞、血淤结聚等，都可导致胸胁脉络中的气机郁结于乳房，导致乳络不通，日久形成乳腺增生。

哪些女性易患乳腺增生

　　乳腺增生好发于青春期以后的任何年龄，多见于中年女性，但比较而言，不婚不育、晚婚、少育、初产年龄大于 35 岁及哺乳时间短的女性是乳腺增生的高发人群。符合以下特点的女性易患乳腺增生。

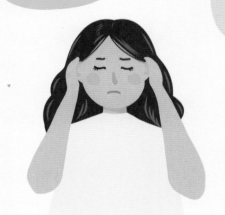

初潮年龄早，绝经年龄晚等。

盲目丰胸，经常内服、外用丰乳产品或通过硅胶隆胸手术等做乳房整形。

为追求聚拢效果长期穿戴紧身内衣。

长期高脂肪、低纤维饮食，经常饮酒。

长期精神紧张，情绪压抑或受到剧烈精神刺激。

乳腺增生的癌变概率

乳腺增生与乳腺癌都属于乳腺上皮细胞的增长，但乳腺增生的细胞增长是可控的、良性的；乳腺癌的细胞则不受控制、增长迅速，是恶性的。数据显示，只有3%~5%的乳腺增生会发生癌变。

对于轻微的乳腺增生患者，只要注意改善生活方式，注意控制情绪，定期进行乳房体检，发生癌变的可能性非常低。

以下四类乳腺增生患者，需要提高警惕：

乳腺增生的时间较长。

年龄在40~60岁的女性患者。

乳腺增生伴有乳腺结节，并且结节触感明显。

有乳腺癌家族病史的女性。

病理性乳腺增生的治疗方法

确定是病理性乳腺增生之后，如果疼痛非常严重并且持续存在，可使用三苯氧胺缓解症状，但它并不可能有效根除乳腺增生症的病理学改变，而且有一定的副作用，比如增加子宫内膜息肉、子宫内膜癌的风险，所以不建议长期使用。

病理性乳腺增生要经过乳腺穿刺，病理结果分析后才能确诊，可分为普通型导管上皮增生和非典型导管上皮增生两类。

如果是普通型导管上皮增生，医生通常会建议半年复查一次彩超，1~2年做一次钼靶检查，密切观察乳腺增生的发展情况。

如果是非典型导管上皮增生，同时有乳腺癌或者有乳腺癌家族史，以及年龄比较大、肿块周围乳腺组织增生比较明显的患者，可考虑进行乳房单纯切除术。

如何预防生理性乳腺增生

保持正面情绪

如果平时爱生气或者长期处于焦虑、抑郁状态，就易导致中枢神经系统和内分泌系统紊乱，机体免疫功能削弱，从而产生疾病。所以，保持积极正面的情绪状态十分重要。

女性要学会合理释放、抚慰情绪，也可以尝试用腹式呼吸的方式放松心情：把手放在腹部，深呼吸，吸气至腹部隆起，到达最大限度时，屏住呼吸 2~3 秒，之后缓慢吐气至腹部收缩，如此重复 10~15 次，有助于舒缓情绪。

少吃高脂肪、高热量食物

如果饮食结构不合理，长期食用高脂肪、高热量的食物，可使卵巢内分泌失调，最终导致乳腺增生或者症状加重。《中国居民膳食指南（2022）》推荐的饮食方式包括：

第一，食物多样，谷类为主。建议平均每天摄入 12 种以上的食物，每周摄入 25 种以上食物；每天摄入谷薯类食物 250~400 克，其中全谷物和杂豆类 50~150 克，薯类 50~100 克。

第二，多吃蔬果、奶制品、全谷、大豆。推荐每天摄入蔬菜不少于 300 克，其中深色蔬菜占一半；水果 200~350 克；每天饮奶 300 克或相当量的奶制品；经常吃全谷物、豆制品，适量吃坚果。

第三，适量吃鱼、禽、蛋、瘦肉。建议成人每天平均摄入动物性食物总量 120~200 克，相当于每周摄入鱼类 2 次或 300~500 克，畜禽肉 300~500 克，蛋类 300~350 克。

第四，少盐少油，控糖限酒。推荐每天食盐摄入量不超过 5 克，烹调油 25~30 克，糖不超过 50 克，最好控制在 25 克以下。成年人一天饮用的酒精量不超过 15 克。

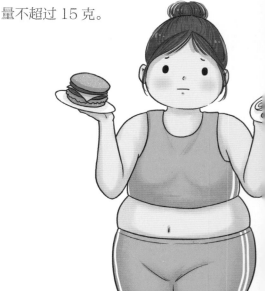

远离含有雌激素的产品

如果摄入过多的外源性雌激素，可能会影响自身内源性雌激素的合成、分泌、转运、结合、代谢，因此不建议盲目食用。一些调整内分泌的药物也含有激素成分，一定要在医生指导下使用。

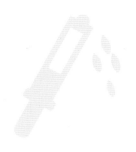

保持良好的生活习惯

睡眠时间不足、大月份引产、哺乳期喂养方式不当等，都可能导致生理性乳腺增生。平时要保证充足睡眠，合理避孕，正确哺育婴儿等。

保持乳房舒适

如果内衣太紧，会影响胸部的血液循环，也可能导致乳腺增生。在挑选内衣时，尽量挑选透气舒适的材质，内衣扣好时，能竖着放进 4 个手指，则松紧度合适。如果月经前感觉乳腺不舒服，可用温热的毛巾热敷乳房，注意毛巾不要太烫，热敷时间也不要太长。

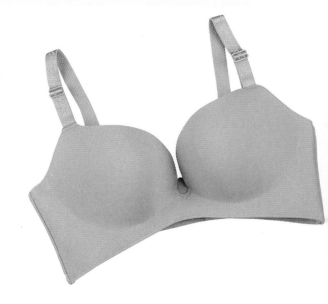

适时婚育可预防乳腺增生

研究显示，母乳喂养超过 6 个月，即使有乳腺增生家族史，也可以降低 5% 的发病率。这是因为遵循了"妊娠—分泌—哺乳—断乳"的生理变化规律，使身体状态从妊娠期到非妊娠期逐步过渡，有效防止内分泌紊乱，进而预防乳腺疾病的发生。

专题 乳腺门诊

容易被误解的乳腺增生

乳腺增生患者多以乳腺结节、乳腺纤维腺瘤伴有乳腺增生就诊,但我们也曾接诊过一个单纯的乳腺增生患者,印象颇深。

这位患者 37 岁,因为月经前总是双乳胀痛而就诊,对患者进行触诊时,没有触摸到明显的肿块,查乳腺彩超可见典型的乳腺增生表现——豹纹征,提示乳腺增生。结合患者的症状、体征和辅助检查,诊断为"乳腺增生"。

患者并没有因此放松下来,说:"大夫,那我这个会不会变成乳腺结节啊? 我听人家说,这是连续性发展,先是乳腺增生,然后是结节,最后是乳腺癌。"

"这完全是谣言,无稽之谈!"我赶紧澄清,"月经之前,乳腺里的组织,比如导管、腺泡,受到体内激素水平的影响就会生理性增生,等月经结束了,这些导管、腺泡又会自然地萎缩,这都是正常的。乳腺增生、乳腺结节、乳腺癌是三种不一样的病,不是说最后都会变成乳腺癌。真要这样,你想想,有乳腺增生的人那么多,以后满大街都是乳腺癌患者了。"

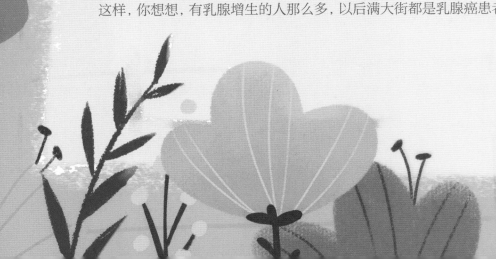

听完解释，患者似乎放心了些，又问道："大夫，那我多久复查一次好呢？就查彩超吗？要不要查个钼靶啊？"

"1年复查1次彩超就行了。彩超是最基础的一项检查，如果有什么肿块，彩超就能看见。一般情况下，我们都是先做彩超，做完发现有肿块，且看不清，或者不太好的，才建议查个钼靶，明确一下。你这个又没什么事，每年复查彩超就行了。"

患者终于放松下来，询问怎么缓解经前的乳房胀痛，有什么要注意的。于是给她开了中药外用药包，叮嘱患者平时保持心情愉悦，尽量不穿太紧的内衣。这才告一段落。

乳腺增生作为最常见、最基础的乳腺疾病，奈何还是容易受到患者的误解。可见科普乳腺疾病，关注乳腺健康的工作不可轻视。

乳腺纤维腺瘤

乳腺纤维腺瘤是最常见的乳腺良性肿瘤,好发于年轻女性,多与患者体内的性激素水平失衡有关。

乳腺纤维腺瘤的命名

乳腺纤维瘤也称腺纤维瘤、腺瘤、囊性腺纤维瘤、黏液纤维瘤等,是根据构成瘤体的纤维成分和腺上皮增生的轻重程度而命名的。它们的临床表现、治疗和预后没有本质差别,因此统称为乳腺纤维腺瘤。

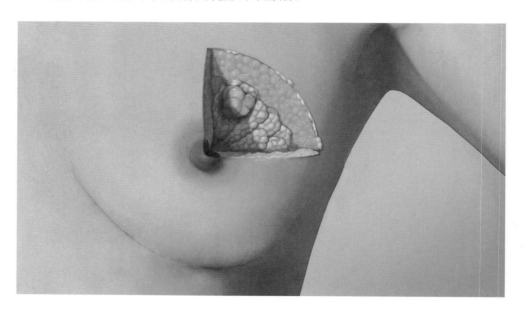

乳腺纤维腺瘤是良性肿瘤

乳腺纤维腺瘤是良性肿瘤,虽然有一定的恶变率,但恶变率非常低,为0.12%~0.30%,即便发生癌变,恶性程度跟原发性乳腺癌相比,病症也轻很多,预后也普遍较好。

乳腺纤维腺瘤的发病特点

乳腺纤维腺瘤是女性最常见的乳腺良性肿瘤，占乳腺疾病患者的 7%~13%。可发生于青春期后的任何年龄段女性，发病高峰年龄是 15~35 岁，尤其是 15~25 岁女性最为常见，绝经后女性少见。

乳腺纤维腺瘤能自然消失吗

一般来说，瘤体不会自然消失，但是有些纤维腺瘤是在短期增多的激素刺激下生长的，当激素水平回落后，瘤体的体积会有所缩小，甚至有极少数纤维腺瘤完全萎缩消失。比如在妊娠期或者哺乳期出现的纤维腺瘤，就有可能在哺乳结束后部分缩小。

治疗乳腺纤维腺瘤最有效的方式是手术治疗。通过按摩、吃药治疗是行不通的，反而可能造成良性肿瘤恶变，加速恶性肿瘤扩散。

乳腺纤维腺瘤要不要切除

大多数乳腺纤维腺瘤不需要治疗。可以每 6 个月做一次彩超，根据肿瘤的生长速度、BI-RADS[1]分级合理评估，在专业医生的建议下，决定是否切除瘤体。

通过按摩治疗乳腺纤维腺瘤是行不通的。

注：① BI-RADS 是"乳腺影像报告及数据系统"的英文缩写，详见本书第 43 页。

乳腺纤维腺瘤的产生原因

纤维腺瘤的产生与雌激素的分泌有关：

一方面，雌激素的过度刺激会导致乳腺管上皮和间质成分异常增生，结构紊乱，形成纤维腺瘤。

另一方面，正常乳腺不同部位的腺体组织对雌激素敏感性不同，敏感性高的乳腺组织就容易发生纤维腺瘤。

引起雌激素分泌增多的因素有很多，比如高脂肪、高热量饮食，精神紧张，压力大，长期处于焦虑、抑郁状态，肝功能障碍等因素，都能让体内雌激素分泌量增加，进而引起纤维腺瘤。

乳腺纤维腺瘤会不会癌变

前面提到，乳腺纤维腺瘤发生恶变的概率只有 0.12%~0.30%，而且癌变多为乳腺小叶原位癌，发展为浸润性乳腺癌的可能性很低，预后也比较好。如果发生恶变，多见于妊娠、哺乳期女性，或者年龄较大、病史较长的患者。

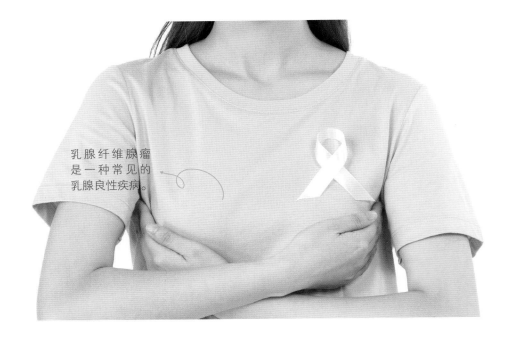

乳腺纤维腺瘤是一种常见的乳腺良性疾病。

乳腺纤维腺瘤如何诊断

外科触诊：纤维腺瘤的病程比较长，可以发生在一侧乳房也可以两侧都发生，一侧乳房可以有一个或者数个肿块，有数个肿块时称作多发病灶，占发病总数的13%~20%，有一定的遗传倾向。肿块外形多为圆形或椭圆形，摸起来韧性较好，表面光滑，与周围组织边界清楚，与皮肤和深部组织不粘连，触诊有滑动感，偶尔有胀痛感。还有25%的纤维腺瘤是没有症状的，这就需要通过彩超、乳腺钼靶检查来诊断了。

乳腺钼靶：多表现为卵圆形或分叶状、边缘清晰的高密度或等密度影像，内部常常可以看到粗大钙化。年轻女性腺体致密，肿物边缘常被正常腺体部分遮盖，而乳腺钼靶检查在纤维腺瘤的诊断中作用较好。对于有恶性可能的纤维腺瘤患者，需要进行乳腺钼靶检查。

彩超检查：多表现为卵圆形或分叶状、边界清楚、有包膜的低回声，纵横比小于1，生长迅速的纤维腺瘤的中央可能出现梗死液化，彩超表现为肿物内部的无回声区。尽管依据乳腺彩超诊断纤维腺瘤的敏感度和特异性都很高，但仍然有大约25%的纤维腺瘤通过彩超看到的形态不规则，甚至与乳腺癌难以鉴别。

穿刺活检：初步诊断为乳腺纤维腺瘤的病灶，应该尽量取得病理学诊断。对于BI-RADS 3级以上的可疑纤维腺瘤来说，必须取得病理学诊断。组织获取推荐方法为空芯针穿刺活检。

乳腺纤维腺瘤如何治疗

通常情况下，如果肿块生长缓慢或者没有变化，定期检查即可；如果瘤体生长迅速，就需要考虑接受手术治疗了。

瘤体增长缓慢者

得了乳腺纤维腺瘤，特别是 35 岁以下的患者，不用过于焦虑。如果瘤体生长缓慢或者没有变化，只要在医生的指导下定期检查就可以了，一般检查频率是每 6 个月 1 次，检查方法一般是触诊结合彩超；35 岁以上的患者可增加钼靶检查。

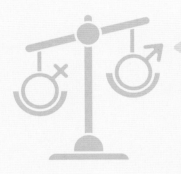

瘤体增长较快者

患者满足以下三项指标中的任意一项，需考虑进行手术治疗：6 个月内瘤体最大直径增长 ≥ 20%；50 岁以下患者瘤体最大直径每月增长 ≥ 16%，50 岁以上患者瘤体最大直径每月增长 ≥ 13%。对于不同情况的患者来说，最佳的手术时机也是不同的，需要对症治疗。

不同婚育阶段女性如何治疗

如果是未婚女性，最好在婚前手术切除瘤体；如果是已婚未孕的女性，可以在怀孕前手术切除；如果是怀孕后才发现纤维腺瘤，可以在妊娠 3~6 个月时手术切除；如果是 35 岁以上患者，或者肿瘤在短期内突然加速生长者，应及时采取手术治疗。

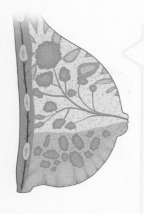

手术治疗乳腺纤维肿瘤

手术方式主要有开放式肿瘤切除术和真空辅助微创旋切术。前者是传统的手术方式，适合比较大的纤维腺瘤，或者医生判断患者适合进行开放手术时。后者是新兴手术方法，需要在彩超或者钼靶的引导下进行，具有表皮创伤小、术后外形美观等特点，适合瘤体直径≤3厘米的患者。

需要注意的是，乳腺纤维腺瘤患者即使做过手术，乳腺癌的发病率仍然比普通女性高。伴有非典型增生、一级亲属乳腺癌家族史、复杂纤维腺瘤的患者，乳腺癌发病风险高于普通纤维腺瘤患者。对于这些高危纤维腺瘤患者来说，术后需要定期行乳腺检查。

真空辅助微创旋切术禁忌证

有以下问题的患者，不能选择真空辅助微创旋切术：

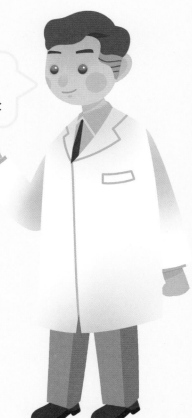

有出血倾向、凝血机制障碍等造血系统疾病。

妊娠期、哺乳期患者。

有感染性疾病；乳腺较小且病灶靠近乳头、腋窝或胸壁不易完全切除者。

乳腺假体植入术后患者。

病灶大于3厘米的患者。

如何预防乳腺纤维腺瘤

由于纤维腺瘤与雌激素分泌有关，因此要注意日常生活习惯，减少外源性雌激素摄入，保持膳食平衡等。

情绪也会影响雌激素的分泌，保持心情愉悦，可以有效预防乳腺纤维腺瘤。另外，尽量不要穿着束胸或者紧身衣，不要穿着文胸睡觉等。

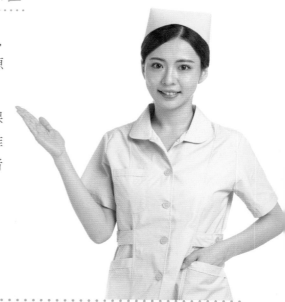

除了良好的生活习惯，还要注意乳房保健。女性在进入青春期之后，应坚持进行乳房自查，最好在每次月经结束后的第 7~10 天进行。检查时，要观察乳房皮肤是否正常，有无红肿、橘皮样改变，两侧乳房形态是否对称、大小是否相似，乳头是否在同一平面、是否有回缩凹陷，乳头和乳晕有无糜烂，乳腺浅表静脉是否怒张等。

如果发现异常，或者感觉不舒服时，应及时就诊。另外，建议 30 岁以上女性每年到医院进行一次乳腺检查；40 岁以上女性每半年检查一次，做到早发现、早诊断、早治疗。

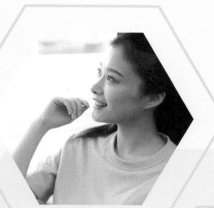

心情愉悦

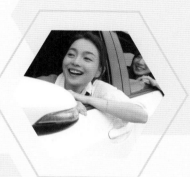

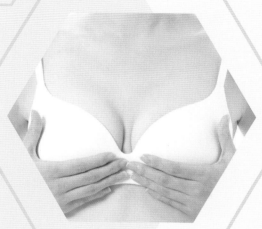

自行检查

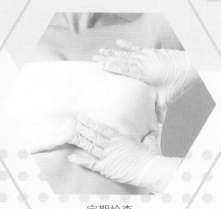

定期检查

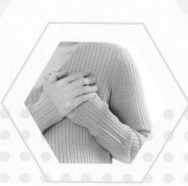

专题 乳腺门诊

正确认识乳腺纤维腺瘤

　　乳腺科门诊曾接待过这样一个患者,是个很文静的女生,年龄23岁,可能是第一次独自看病,与医生沟通时属于典型的一问一答,很少主动陈述病情。总结大概是一年前无意中发现左侧乳房有一个肿块,自己摸着没有疼痛感,但是感觉肿块在这一年中逐渐变大,最近听说周围很多人都得了乳腺癌,甚至有一个同事30多岁就查出乳腺癌,所以很害怕,于是来门诊查一查是不是乳腺癌。

　　查体发现,该患者左侧乳房外上象限可触及一个大小约为1.5厘米×1.5厘米的肿块,质韧,形态规则,活动度可,与周围组织未见明显粘连,也没有明显的橘皮征和酒窝征。查乳腺彩超提示:左乳外上2点钟方向距乳头2厘米可见低回声结节,大小1.4厘米×1.3厘米,形态规则,活动度可,与周围组织未见明显粘连,无明显彩色血流信号,双侧腋下未及明显肿大淋巴结;BI-RADS 3级。

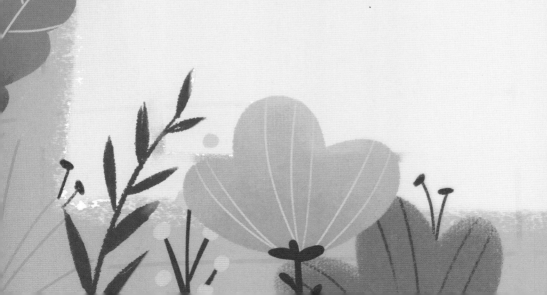

从查体和乳腺彩超判断，这是一个明显的乳腺纤维腺瘤。乳腺纤维腺瘤主要表现为乳房无痛性肿块，很少伴有乳房疼痛或乳头溢液。肿块往往是无意中、洗澡或体检时被发现。单发肿块居多，亦可多发，也可两侧乳房同时或先后触及肿块。多为圆形或椭圆形，直径常为 1~3 厘米，亦有更小或更大者。

纤维腺瘤一般不会恶化为乳腺癌。虽然乳腺癌近年有年轻化的趋势，但仍好发于中老年女性，年轻女性大可放松心情，不必过于焦虑。

不过，的确有些乳腺癌患者由于延误病情而错过最佳治疗时间。如果发现自己的乳房出现肿块，建议及时前往医院就诊，明确肿块性质后再做处理，不建议患者自行判断甚至治疗，以免延误病情。

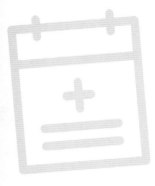

乳腺结节

　　女性的乳房由乳腺组织、纤维结缔组织、脂肪组织、神经、血管和淋巴管 6 个不同组织构成。而这些不同的组织也会以不同的方式，应对身体的一系列变化，最终体现在乳房的质地、触感和结节的发展上。

什么是乳腺结节

　　乳腺结节是一种较为常见的乳腺症状。相关统计发现，健康女性体检时，乳腺结节的检出率为 5%~24%。

　　对于乳腺结节，医学界并没有一个统一定义。通常，临床上把可以触及的乳腺肿物称之为乳腺肿块，而把不可触及但可以通过彩超、钼靶等影像学检查发现的肿物称为乳腺结节。也可以把乳腺结节理解为乳腺增生、乳腺良性肿瘤或恶性肿瘤等疾病的总称，具体包括乳房脓肿、乳腺炎、乳房囊肿、乳腺脂肪坏死、脂肪瘤、纤维瘤和乳腺癌等。

健康女性体检时，乳腺结节的检出率为 5%~24%。

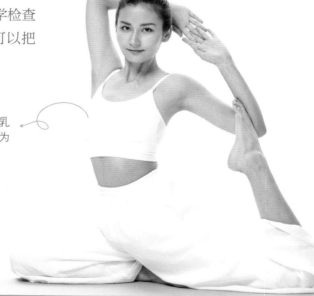

乳腺结节的常见病因

乳腺结节是一种常见的乳腺疾病，近年来发病率呈升高趋势。现代医学认为，外部环境和遗传因素是乳腺疾病的主要原因，包括乳腺结节在内。

具体来说，过度劳累、性生活不和谐、生活环境变化、长期情绪不稳定等因素，都易导致女性激素分泌失衡，造成月经紊乱、乳腺结节等症状。

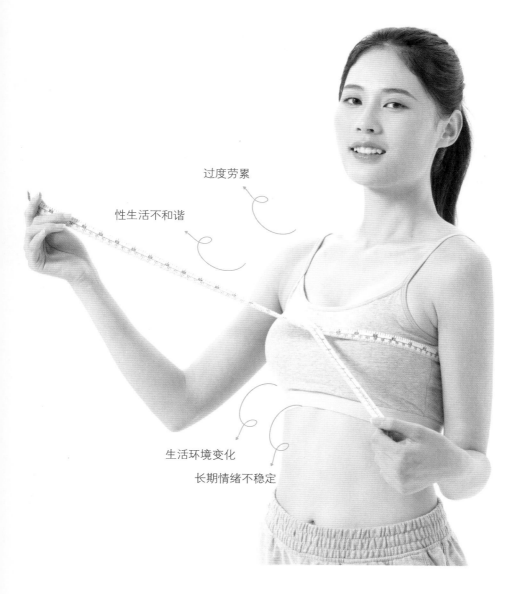

过度劳累

性生活不和谐

生活环境变化

长期情绪不稳定

如何判断乳腺结节的良恶性

乳腺结节并不是一种疾病，只是临床报告中的乳腺症状描述用语。

根据临床统计，80% 的乳腺结节都属于良性病变，如乳腺纤维腺瘤、乳腺脂肪瘤、乳腺分叶状肉瘤、乳腺错构瘤、乳腺囊肿、乳腺乳管内乳头状瘤等，恶变概率很小。

一般情况下，彩超是乳腺结节的首选检查手段，可以根据结节大小、性质等初步判断结节的良恶性。检查过后，如果确定肿瘤是良性结节，不需要过度担心，定期复查、监测结节生长情况即可。如果高度怀疑结节为恶性肿瘤，则需进行钼靶、磁共振成像等进一步检查，但最终只能通过穿刺活检的方式确定结节性质。

平时应注意自己的乳房变化情况，如果短期内突然出现以下症状，则提示恶性肿瘤发生。

1

乳头变化：如果乳腺癌病变的部位在乳腺下方或者接近乳头的较深处，就可能造成乳头的异常，比如乳头向下回缩、抬高等。此时患者在触摸乳房时，能摸到明显的肿块，并且伴有皮肤瘙痒、糜烂等。

2

结节性质异常：如果乳房附近出现无痛性结节，就应当提高警惕，因为生理性乳腺增生往往会伴有疼痛感，特别是生理期前后比较明显；而乳腺癌则不同，一般表现为无痛性且活动性较低、边缘不规则的结节。

3

乳头溢液：如果女性未处于哺乳期，又或者停止哺乳 6 个月以上，但是乳头仍有分泌物流出，甚至排出类似浆液、血液的物质，是典型的乳头溢液表现，往往和乳腺癌密切相关，特别是单侧溢液，一定要及时就诊。

乳腺结节的筛查方法

乳腺结节的主要筛查方法包括乳腺彩超、乳腺钼靶以及乳腺磁共振成像等。以上方法在本书的第 38、39 页已有阐释，这里不再赘述。

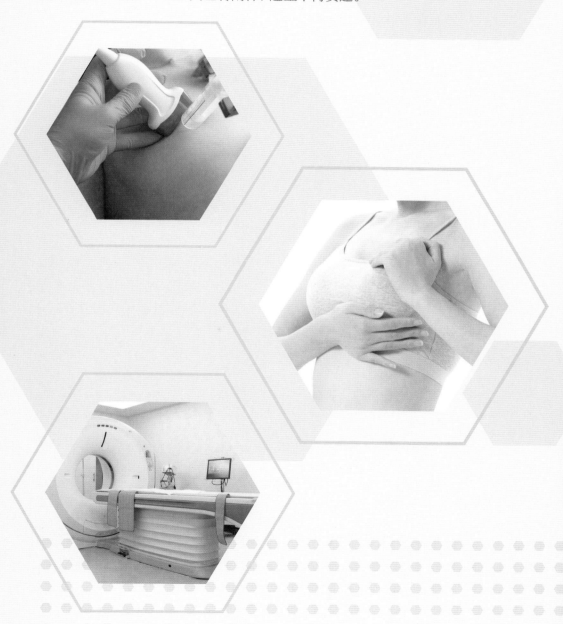

如何评估乳腺结节的良恶程度

许多疾病的发展都会经历一个漫长的过程，人们需要通过一些量化手段评估病情变化。对于乳腺结节的良恶程度评估，目前最常用的标准是BI-RADS 分级系统。它根据结节的大小、形态、内部回声、有无钙化以及血流信号等指标，将乳腺的病变分为0~6 类。

当标注为 0 类时，表示当前检查无法给出清晰判断。在这种情况下，医生一般会建议再做一个精准度更高的钼靶检查或者磁共振成像检查。

当标注为 1 类时，表示没有异常，保持每年的常规体检就可以了。一般来说，成年女性每年做一次触诊和彩超检查即可；40 岁以上的女性，在触诊和彩超检查的基础上，最好每 1~2 年再做一次钼靶检查；如果有乳腺疾病家族史，建议 35 岁之后，每 1~2 年做一次钼靶检查。

当标注为 2 类时，说明可能存在乳腺增生或囊肿，但不用过度紧张，保证每年的常规体检即可。

当标注为 3 类时，说明有 2% 以下的恶性可能，这时就需要加强定期检查，建议每半年复查一次，密切观察肿块的大小和形态；当出现明显变大或者形态发生明显变化时，应听取医生的建议，考虑后续治疗。

当标注为 4 类时，恶性概率达到 50%，可考虑手术治疗。建议每 3~6 个月做一次彩超检查，每一年做一次钼靶检查，也可以在医生建议下并结合自身意愿，直接行手术切除结节。

一般来说，4 类之前，结节基本都是良性的，但 4 类及以上分类，预示着结节恶性概率明显提升，报告中常伴有形态不规则、前后径大于横径、与周围组织分界不清、分叶状、毛刺状、钙化或强回声光点、血流信号丰富等描述。

4

当标注为 5 类时，意味着恶性的可能性大于 95%，需要尽早采取积极治疗，在医生的建议下，制定明确的后续处理方案，并尽早采取行动。

5

6

当标注为 6 类时，基本可断定结节是恶性的。此时医生会为患者额外增加一些检查，并根据检查结果综合确定治疗方案，如手术、放疗、化疗等。患者应遵循医嘱，积极配合治疗。

如何判断是否需要通过手术切除结节

已确诊的乳腺癌辅助治疗期间 BI-RADS 分级为 6，是否需要行手术切除也不明确。如果患者符合以下 4 项中的一项，可优先考虑手术切除结节。

药物治疗无效，复查有明显增大；

单发结节，直径大于 2 厘米；

存在乳腺癌家族遗传史；

正处于备孕阶段。

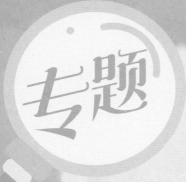

专题

乳腺门诊

乳腺结节并非是病名

乳腺科门诊接诊过一位因乳腺结节来就诊的 40 岁女性患者，据患者描述，她在 1 个月前无意间发现右侧乳晕下方有个小结节，观察以后又发现，她内衣上常有淡黄褐色的痕迹。查体发现，右侧乳晕区可触及直径约 0.5 厘米大小的圆形肿物，按压无明显疼痛，伴淡黄色乳头溢液，双侧腋窝未触及明显肿大淋巴结。

查乳腺超声可见：导管扩张伴导管内实性回声。提示：导管扩张，导管内占位性病变，BI-RADS 3 类。结合患者症状、体征，辅助检查结果，给予诊断为乳腺管内乳头状瘤。

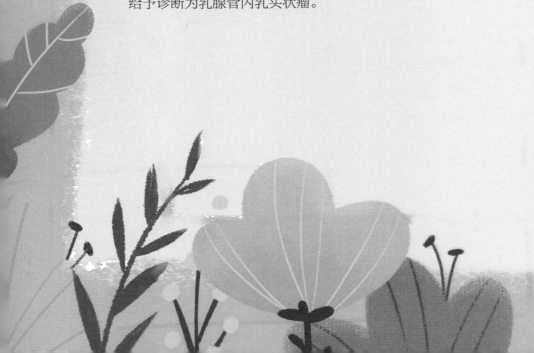

乳腺结节并非是病名，而是一种症状表现，它主要与遗传、内分泌激素水平有关，可以在许多乳腺疾病中出现，例如乳腺增生、乳腺炎、乳腺肿瘤等。多数的乳腺结节是良性的，比如由乳腺增生引起的结节，表现为与月经周期相关的乳房周期性疼痛，只需要定期复查乳腺超声即可。但乳腺结节也存在恶性的可能。因此，当出现乳头溢液、乳头凹陷或者疼痛明显时，应该及时就医。

这位患者就是在发现了乳头溢液之后才提高警惕的。据她描述，本来她是不在乎有个小结节的，想着可能是纤维腺瘤这种比较常见的病，直到发现内衣上的痕迹，这才有些害怕。提到导管内乳头状瘤，她的神情有些许紧张，提出了疑惑："这个是良性的吗？吃药可以好吗？"导管内乳头状瘤属于良性肿瘤，它不是癌症，但存在一定的癌变风险，癌变率在 10% 以内。因此，该患者最终选择手术切除导管内病变。

乳腺结节的病症可大可小，女性应提高对乳腺健康问题的重视，发现问题以后及早就医，在医生的专业指导下完成对应的治疗。

乳腺囊肿

乳腺囊肿是一种常见的乳腺良性疾病，常见于 35~50 岁女性。该病若无症状可不治疗，且预后较好。

乳腺囊肿的成因

乳腺囊肿的产生与体内激素水平波动有关，当女性卵巢功能紊乱，体内黄体酮分泌减少，雌激素分泌增多时，就会导致乳腺上皮的增生和脱落，进而引起乳腺小叶、小管以及末梢乳腺管扩张，形成一个液体充盈的囊泡，即乳腺囊肿。

如何排查乳腺囊肿

乳腺囊肿是长在乳房里的液体泡，癌变概率比较小。当自检触摸到乳房有肿物时，可以到医院进行乳房触诊、乳腺彩超检查以及乳腺钼靶检查。

乳房触诊是一项通过视觉和触觉完成的检查。通过触诊，医生可以检查肿物的边界是不是清楚，活动度是不是良好，表面是不是光滑，以此判断肿物是否是乳腺囊肿。另外，还会借助乳腺彩超做进一步的确认，以及排除恶变可能。

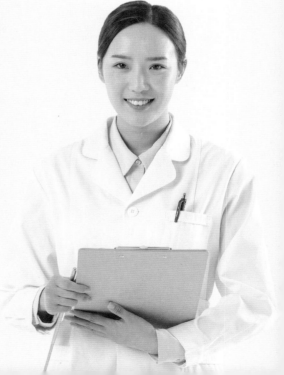

乳腺囊肿的分类

乳腺囊肿可以分为单纯囊肿和积乳囊肿两种类型。

单纯囊肿

单纯囊肿主要由内分泌紊乱引起。内分泌紊乱首先导致乳腺管内细胞增多，发生堵塞，进而使导管出现延伸、迂曲、折叠等扩充式发展，而折叠处的管壁又会因缺血而发生坏死，进而形成囊肿。单纯囊肿可能是一个，也可能是多个。在彩超影像下，乳腺囊肿会呈现一片纯黑色区域。在检查报告中，则会标有"无回声结节"的字样，也就是提示存在积液。

从症状上来说，单纯囊肿可以在乳房上摸到圆形或椭圆形的乳房肿块，而且肿块可滑动，不固定。另外，伴随着月经周期的变化，在生理期之前，患者还会感到明显的乳房胀痛。

积乳囊肿

积乳囊肿常发生在哺乳期或者是哺乳期过后，与哺乳期乳腺管阻塞，乳汁排出不畅，导致乳汁在乳房内聚集有关；还可能由断奶后乳腺里的乳汁没有被完全吸收导致。与单纯囊肿不同的是，积乳囊肿的内容物以乳汁或乳酪样物为主。

从症状上来看，积乳囊肿同样是以乳房内圆形或椭圆形的肿块为主。一般在哺乳期不容易被发现，在断奶之后才可较明显地被摸到。另外，当身体由于疾病而导致抵抗力下降时，积乳囊肿可发生继发性感染，造成乳房局部出现红、肿、热、痛等炎症反应，与此同时，同侧腋窝也可能出现肿大的淋巴结。

乳腺囊肿的癌变概率

乳腺囊肿属于乳腺良性病变，一般来说，发生癌变的概率较低。为3%~4%。

另外也有研究显示，女性在患乳腺囊肿后，乳腺癌的患病风险比正常女性高2~4倍，也就是说，乳腺囊肿会诱发乳腺癌的发生。此外，乳腺囊肿的高发年龄为35~50岁，而乳腺癌的高发年龄是40岁以上，二者高发年龄重叠，需要提高警惕。

在检查出乳腺囊肿后，要加强自我检查，并且遵循每6个月一次的定期随访。随时观察乳房变化，尤其是发现有新的不对称硬块，硬块变大甚至乳房皮肤变化时，一定要及时就诊。

患者需注意：

不要通过按摩、擦药膏等治疗乳腺囊肿；

不可乱用激素类药物，必要时在医生指导下使用。

在发现乳房变化后，
要加强自我检查。

乳腺囊肿的治疗方法

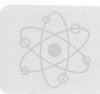

彩超复查：以 3~6 个月间隔为宜。适合囊肿体积小且形态规则、囊液清亮的患者。囊肿多发或位置深的患者，宜动态观察。

药物治疗：如果小叶增生处于活动状态，例如常有与月经关联的刺痛、胀痛、乳头刺痒等症状，建议药物治疗，并至少持续用药 3 个月；症状顽固的患者可持续用药 6 个月左右。如果有效，可抑制囊肿进一步增多、增大，部分患者的囊肿可缩小乃至消失；如果无效，则要及时调整治疗方案或复查。

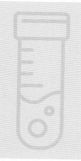

穿刺抽液：囊肿单发、较大、表浅、形态规则和囊液清亮者，可通过穿刺抽液治疗。穿刺抽液可避免手术创伤，而且恢复快，无瘢痕，现已逐步取代传统的切除手术。对于残留的囊腔，可以进一步通过加压包扎的方式处理。

手术切除：如果囊肿体积较大且形态不规则，或采用穿刺抽液后依然反复发作，出现反复性炎症感染、囊肿不断增大等，就需要在局部麻醉下进行囊肿单纯摘除术。另外，如果乳腺彩超提示乳腺囊肿存在囊壁增厚、囊壁赘生物、囊性成分复杂等，也要尽快通过手术切除囊肿，并通过活检排除恶变可能。

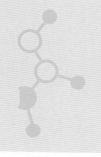

如何应对单纯囊肿

保持作息规律、心情愉悦

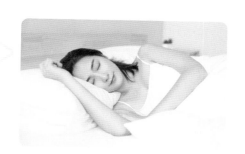

乳腺囊肿与内分泌紊乱有很大的关系，而内分泌紊乱与生活作息、个人情绪密切相关。因此，尽量不要熬夜，最晚的入睡时间不要超过晚间11点。如果工作内容太多，可以养成早起办公的习惯，还能提高工作效率。保持平和、开放的心态，当感觉到急躁、烦闷时，可以通过深呼吸进行缓解。

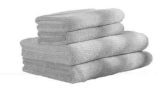

用毛巾冷敷

当感觉到疼痛难忍时，可以用冰凉的毛巾冷敷，或者毛巾中裹入冰块，冰敷半小时左右，以缓解乳房疼痛。切忌用热毛巾敷裹乳房，也不要按揉乳房，否则易促使囊液分泌，还可能造成乳腺组织损伤而引发炎症。

远离激素类食品等

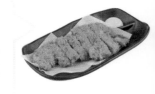

乳腺囊肿患者要远离激素类食品、保健品或药品。含激素的食物主要包括炸鸡、炸薯条等油炸类食物，也包括蜂蜜、转基因大豆和催熟类水果等。

必要时，要购买、使用正规厂家生产的保健品，并查看产品说明，确定其是否添加了激素类物质；激素类药物要在医生指导下服用，避免乱服、错服。

如何应对积乳囊肿

坚持纯母乳喂养

世界卫生组织建议：孩子出生后的 6 个月内要坚持进行纯母乳喂养。这就需要准妈妈们在孕晚期做好准备，比如，增加乳头的韧性以及皮肤的耐受性，可以在每次洗澡时，清洁完乳房后，用羊脂油按摩乳头；还可以用两手的拇指和食指，从乳房根部向乳头的方向，由外向内地轻轻按摩，每天 2 次，每次 20 下左右。在分娩结束后半小时内，尽早开奶。哺乳初期，按每天 10~12 次的频率哺乳，也就是每 2~3 个小时哺乳一次，以促进乳汁分泌。

避免"断崖式"断奶

断奶不是妈妈一个人的事，在断奶前，应帮助宝宝做好心理准备，可以借助绘本，委婉地告诉孩子该离乳了。另外，妈妈还可以给孩子准备一个"断奶仪式"，让孩子意识到这是一件里程碑式的大事；另一方面，妈妈需要寻找合适的断奶时机，循序渐进，逐步减少，同时为宝宝做好营养接力，提前选好优质奶粉，准备好辅食工具等。

不要排残奶

排残奶会促进乳汁分泌，从而加重积乳囊肿。另外，过度挤压乳房易引起感染，加重囊肿症状。只要按照科学的断奶方式断奶即可，乳腺组织会自行吸收积乳，使囊肿慢慢消失。

专题 乳腺门诊

较为常见的乳腺囊肿

乳腺囊肿是一种临床上较为常见的乳腺良性病变，常见于中青年女性，30~50 岁多发，一般绝经后发病率降低，临床上可能出现乳房肿块、乳头溢液、肿块疼痛等症状。

我接诊过一位 30 多岁的女性，从事销售行业，工作很拼，生活被工作填得满满的。起初是左边乳房间疼痛，以为是暂时性的，过了四五天还痛，而且自己能摸到有黄豆大小的颗粒物，右侧乳房稍微少点，但自己感觉不好，于是来医院就诊。根据她描述的症状，我进行了仔细问诊，患者并没有出现乳头溢液等情况，于是我决定先进行彩超检查。

彩超检查显示双乳多发囊肿，BI-RADS 2 类，没有提示炎症或恶性可能，且患者自身没有生育需求，我就告诉她不需要特殊治疗，只需要定期复查即可。

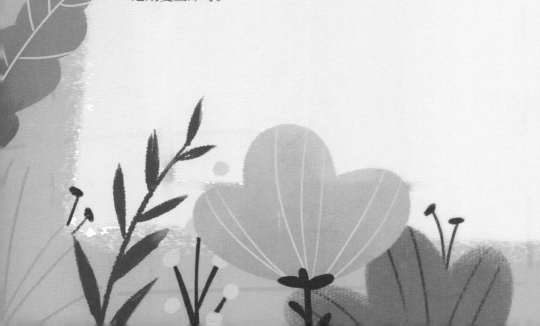

　　患者很疑惑怎么没有药物治疗环节，我告诉她，中药治疗一般能够缓解疼痛，改善症状，但是多数情况下并不能完全消除囊肿。如果发生疼痛，可以用热毛巾进行热敷，敷完后可以轻轻按摩，但不要去不正规的非医疗场所进行按摩或者推拿。如果出现乳头溢液，肿块疼痛，就要及时就医，需要临床医生根据具体情况判断病情及选择治疗方法。

　　我也同时叮嘱她要多运动，防止肥胖，提高免疫力；生活要有规律、劳逸结合。心理上的调节也非常重要，乳腺囊肿对患者的危害莫过于心理上的损害，因缺乏对此病的正确认识，患者容易过度紧张，造成神经衰弱，从而加重内分泌失调，使病情更加严重。患者应解除不良心理刺激，保持情绪稳定，这有利于身体的早日康复。

　　这位患者遵医嘱，进行自我观察、家庭保健和定期随诊，半年后，她自己感觉已经摸不到异物了，再次来医院检查。超声显示无囊肿、无乳腺结节，基本已经痊愈。

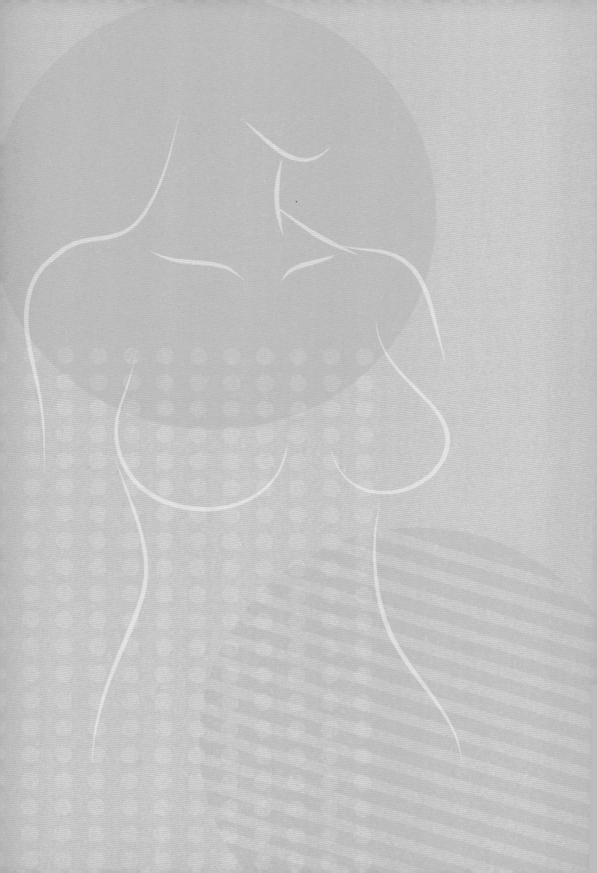

第五章

妊娠期及哺乳期
乳腺疾病的防治

妊娠期，孕妈妈除了肚子在发生变化，乳房也会出现明显变化，如随着孕周增加，胸部感觉越来越胀，可出现乳房胀痛、泌乳等情况。随着哺乳期到来，更易出现一些乳房问题，需要各位妈妈提高警惕，积极防治。

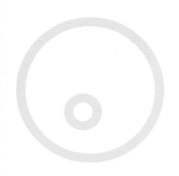

妊娠期乳房变化

妊娠期乳房从受精卵着床开始，就会出现变化。

妊娠期乳房变化特点

妊娠早期：妊娠8周左右，受孕激素影响，孕妈妈的胸部变化越来越明显，乳头变大，乳晕变黑，可伴有胸胀、胸部微痛等。

妊娠中期：胎儿发育速度加快，孕妈妈体重增加明显，不仅肚子凸起，胸部也会明显变大，乳头乳晕也会更大一些。

妊娠晚期：乳房大小变化不大，但是胸胀感更加强烈，轻轻按压乳头可出现泌乳现象。妊娠晚期不要按压、按摩乳房，以免刺激宫缩加剧。如果发现胸部有肿块，胸部疼痛感比较强烈，胸部泌乳颜色异常且有异味，乳房形状异常，大小差别特别明显等，可能是乳房疾病导致的，建议就医诊查。

妊娠期分泌乳汁如何处理

如果孕妈妈分泌乳汁不多，无须做特殊处理。为了避免乳房部位细菌滋生，孕妈妈要及时用温水清洗，并用柔软的干毛巾擦拭干净，使乳房保持干爽。同时注意选择合适的文胸尺寸，不宜穿过紧的上衣，避免胸部捆扎。如果泌乳较多或持续时间较长，孕妈妈要有意识地减少液体食物的摄入，如汤、水、粥等，以减少溢奶。

乳汁的产生与排出机制

乳汁的生成受神经、内分泌系统调节，当宝宝吸吮乳房时，会刺激脑垂体前叶分泌泌乳素，它能刺激乳腺细胞从血液中吸收养分和水分，生成乳汁，并汇集于腺泡内。

同时，宝宝吸吮乳头会刺激脑垂体后叶释放催乳素，使腺泡周围的肌肉细胞及乳腺管壁上的细胞收缩，将乳汁排出。宝宝吸吮 30 秒后，随着乳腺管压力增高，乳汁开始流出。

母乳的产生是妈妈和宝宝共同努力的结果，宝宝吸吮乳房直接影响乳汁分泌量的多少，这就是建议尽早开奶的原因。

此外，孕激素、雌激素、生长激素、肾上腺皮质激素等，也会参与调节乳汁的产生与排出。还应注意的是，如果乳汁不能及时排出，会使乳房内压升高，进而使下丘脑分泌催乳素抑制因子，抑制乳腺细胞的分泌功能，减少乳汁分泌量。

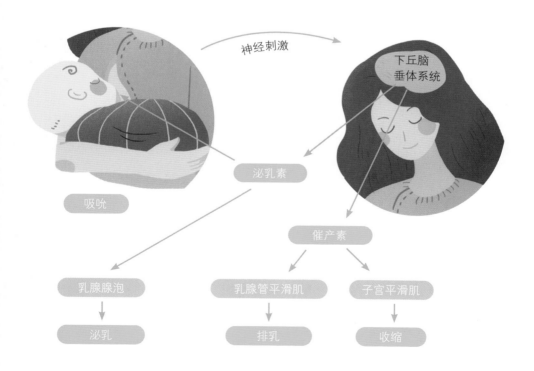

神经刺激

下丘脑
垂体系统

泌乳素

吸吮

催产素

乳腺腺泡　　乳腺管平滑肌　　子宫平滑肌

泌乳　　排乳　　收缩

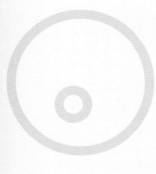

妊娠期乳房胀痛

乳房的再次发育

当女性进入妊娠期之后，随着体内激素水平的增高，乳房会迎来再次发育，表现为乳房增大，乳晕颜色加深，与青春期类似的乳房胀痛感等。这种胀痛感一般会从妊娠期的第 4~6 周开始，一直持续到妊娠期结束。妊娠期乳房胀痛是一种正常生理反应，通常不用太过担心。

避免刺激、压迫乳房

妊娠期间，不要轻易碰触、揉捏乳房，尤其是在妊娠早期和晚期，以免引起宫缩。建议孕妈妈佩戴可以调节松紧的纯棉内衣，避免对乳房造成压迫。此外，建议孕妈妈在整个妊娠期间都正常穿着内衣，以免乳房因失去支撑而出现下垂。

初乳分泌，不必惊慌

如果妊娠期出现泌乳，是正常现象，不必惊慌。乳汁在妊娠初期就已开始生成，孕妈妈们做好日常清理工作即可。如果乳汁中发现血性分泌物，同样不必惊慌，这通常是由于较脆弱的乳腺管受到挤压而产生的出血现象，无须特殊处理。

偶有刺痛，确认位置

有些孕妈妈会在妊娠期出现乳房针扎样疼痛，这时候应检查、确认乳房中是否存在硬块。疼痛时，不要慌张，仔细感受痛点的位置，可轻轻挤压、按揉，确定疼痛部位，必要时就医诊查。

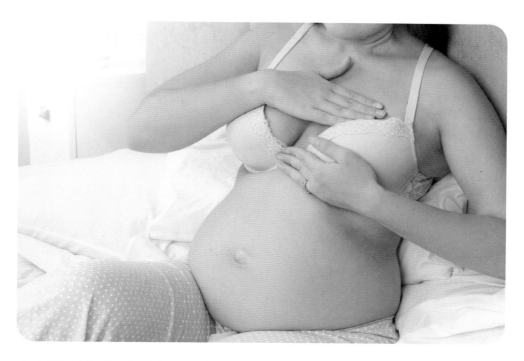

妊娠期乳房护理方法

妊娠后期，孕妈妈的乳晕颜色加深，乳房变大，乳房表面皮肤比较干燥，缺乏弹性。孕妈妈要了解一些乳房护理方法。

孕妈妈乳头十分敏感，因此护理乳房时，不能对乳头进行长时间的刺激，以1~2分钟为宜。性生活时，也要避免刺激乳房，以免引起宫缩。

护理方法

热敷：清洁乳房后，用热毛巾热敷3~5分钟。

按摩：适当按摩，能保证乳腺管畅通，增强产后泌乳功能。

养护：按摩后，在乳头部位涂抹适量维生素 E 乳霜或橄榄油。

哺乳期注意事项

早接触、早吮吸、早开奶

孕妈妈分娩后，在泌乳素的作用下，乳房内的血液、淋巴液大量增加，这时会感到乳房有轻微的胀痛感，甚至出现刺痛。早接触、早吸吮、早开奶，是缓解产后胀痛的首要方法。

早接触：分娩后，妈妈尽早与宝宝进行最大面积的皮肤接触。一般来说，产后 1 小时内是母婴肌肤接触的黄金时间。

早吸吮、早开奶：宝宝出生 30 分钟内开始哺乳，最晚不要超过 1 小时；剖腹产的妈妈因为有伤口的原因，尽量在 24 小时以内开奶。

开奶是指新生儿降生后第一次喂奶。产后如果不及时开奶，可能引起生理性涨奶，导致堵奶甚至乳腺炎；还可能导致回奶，使得后期奶水不足。同时，开奶时要让宝宝吸吮两侧乳房，如果一次只喂一侧，会减少另一侧的泌乳量。

另外，妈妈的奶水越少，越是要增加宝宝吮吸的次数。在合理范围内，哺乳次数越多，奶水分泌量越多。

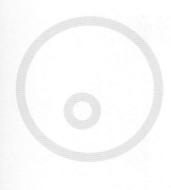

早开奶，有助于缓解产后乳房胀痛。

哺乳期乳房的保健方法

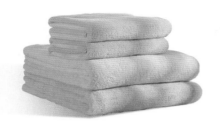

哺乳前： 揉一揉乳房或用热毛巾敷一下乳房，有利于刺激排乳，同时避免婴儿吸吮时间过长；哺乳前不能用肥皂、酒精等刺激性强的东西擦乳头，以免损伤乳头。

哺乳时： 要将乳头及乳晕的大部分放入婴儿口腔，这样吸吮对乳房的牵扯较小，婴儿也容易很快吃饱。

结束前： 要用食指轻压孩子的下颌，让孩子自然地吐出乳头，千万不要硬拽乳头，反复硬拽可引起乳头或乳房损伤。

哺乳后： 可将少许乳汁涂抹在乳头上，由于人乳含有丰富的蛋白质，可对乳头起到保护作用。

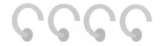

注意事项

多吸病侧乳房： 如果一侧乳房有乳腺小结，应让婴儿多吸吮该侧乳房，这样可以促进乳房疾病的好转。

正确挤奶： 学会正确的挤奶方法，以免造成乳房损伤。

关于文胸： 佩戴合适的棉质文胸，有效托起乳房，改善乳房血液循环，减轻乳房下坠。

乳房的锻炼： 每天用温水清洗乳房一两次；每天坚持做胸部肌肉运动，如俯卧撑、扩胸运动等，以增强对乳房的支撑力。

宝宝的正确衔乳步骤

1

衔乳前，妈妈可以让乳头轻触宝宝的上嘴唇或者鼻尖，宝宝就会把嘴张大，同时头也会略微后仰，此时妈妈便可将乳头放入宝宝的嘴巴。

2

让宝宝的嘴含住乳房，同时将宝宝拉近自己；不要将胸部前倾到宝宝嘴边，否则容易使妈妈腰酸背痛。

3

宝宝衔乳不是衔乳头，而是含住乳晕，让宝宝的舌头挤压乳窦。乳窦位于乳晕下方，储存着乳汁。

4

宝宝衔乳时，嘴唇应该向外翻，含住整个乳头和大部分乳晕。妈妈可以明显看到宝宝像打呵欠般张大嘴巴，下唇向外翻，下巴紧贴乳房，外露的乳晕上半部分比下半部分多。而且，在整个的喂奶过程中，妈妈不会感觉到任何疼痛。

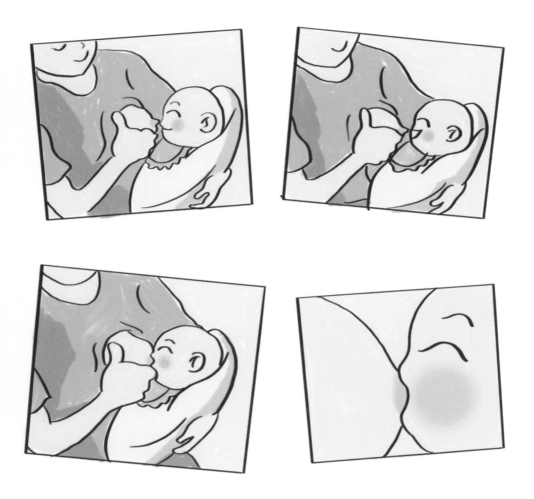

　　正确的母乳喂养姿势应该是宝宝和妈妈都感觉舒服的姿势。妈妈不会感到乳头疼痛，乳汁可以很容易地流出来；宝宝喝奶时也比较顺畅，在吸吮乳汁时，面颊圆圆地鼓起来，全身放松，有节奏地、深而慢地吸吮。即使妈妈觉得某种姿势喂奶更舒服，也需要在一次喂奶的过程中变换两三个姿势。这样既可以更好地疏通乳腺，还能缓解长期保持一种姿势喂奶造成的手臂酸痛。一般来说，宝宝一次吃奶的时间以20分钟左右为宜，最好不要超过30分钟。

合适的哺乳频率

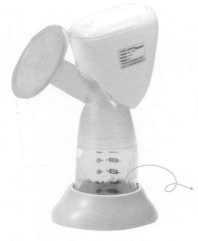

在哺乳初期，为促进乳汁的分泌，需要妈妈按每天 10~12 次的频率哺乳，也就是每 2~3 个小时哺乳一次。之后则可以根据宝宝情况按需哺乳，或是当出现胀痛感时，使用吸奶器排空乳汁，缓解乳房胀痛感。

乳房胀痛时，可使用吸奶器排空乳汁。

对于新生儿来说，饥饿感是一种全新的体验，需要一段适应时间。宝宝刚出生时，消化系统还不健全，开奶后应少量多次，及时喂奶；过一段时间后，宝宝会自然形成吃奶的规律。

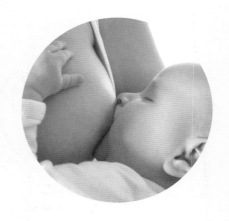

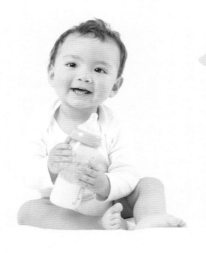

对新生儿宝宝来说，出生后的前 3~4 天，大概 1.5~3 小时哺乳一次，白天哺乳 8 次左右，晚上则可能有多次临时性哺乳；当宝宝长到 3 个月大时，大概每 4 个小时哺乳一次，白天哺乳四五次，夜间一两次；6 个月时，白天哺乳 2~4 次，并加喂一些辅食；10 个月时，每天哺乳 2 次，早晨、晚上临睡前各 1 次。

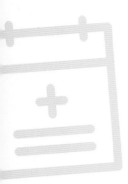

哺乳期乳腺炎

哺乳期乳腺炎也称产褥期乳腺炎，是哺乳期妈妈的常见疾病之一。据统计，20％的哺乳期女性曾患哺乳期乳腺炎，而且可反复发作。发生后要及时采取治疗，并在日常哺乳过程中加强防范。

乳腺炎与病原菌的关系

乳腺炎患者的乳汁中可存在金黄色葡萄球菌、大肠埃希菌、链球菌等细菌，但病原菌的存在只是哺乳期乳腺炎的发病因素之一，且影响有限。

研究认为，乳腺炎的发生主要与乳汁中的菌群失调有关。正常情况下，乳汁中的菌群维持着稳定的动态平衡关系，当这种平衡被打破时，就会发生局限性或弥散性的感染，最终导致哺乳期乳腺炎的发生。

据统计，大约有 1/3 的初产妇会在哺乳期的第一个月发生乳腺炎，尤其是产后 2~3 周。

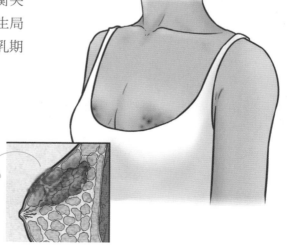

乳腺炎常伴有局限性或弥散性的感染。

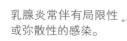

哺乳期乳腺炎的诱发因素

临床数据及研究发现,以下情况为哺乳期乳腺炎的常见诱发因素:

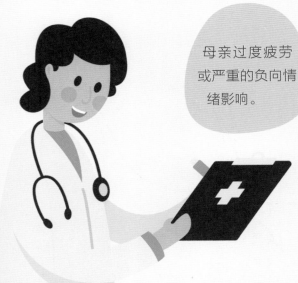

乳头皲裂。多因哺乳姿势不当造成。

乳房外伤。如乳房受压(包括文胸压迫或汽车安全带的挤压等)、被婴幼儿踢伤、过度按摩等使乳房局部受伤,组织水肿,局部压力增大。

因过度排空乳房造成乳汁分泌过多。

哺乳间隔时间过长。

母亲过度疲劳或严重的负向情绪影响。

婴儿腭裂或舌系带过短等导致衔乳困难。

既往乳腺炎病史。

哺乳期乳腺炎的临床表现

　　哺乳期乳腺炎的典型临床表现，可以概括为四个字：红、肿、热、痛。其多为急性乳腺炎，临床上分为三期，即乳汁淤积期、炎症浸润期和脓肿期。

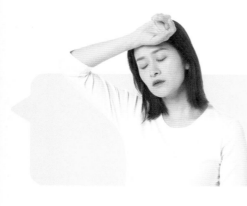

乳汁淤积期：表现为乳头皲裂、疼痛，哺乳时疼痛加剧，乳汁淤滞，乳房胀痛，伴有 38℃左右的高烧，局部可能会出现红肿、疼痛或痛性肿块。

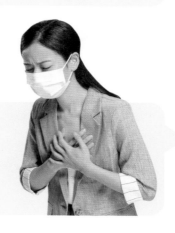

炎症浸润期：常有高热、寒战、全身无力、大便干燥、脉搏加快等症状。患侧乳房体积增大，局部变硬，皮肤红肿透亮，疼痛加剧，有压痛和搏动性疼痛。

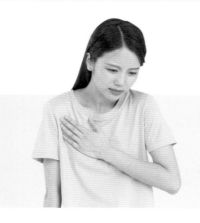

脓肿期：如果乳腺炎没有得到及时、彻底的治疗，可发展为乳房脓肿，表现为脓肿处呈持续性跳痛，可以借助手术方法引流排脓。

哺乳有助于缓解乳腺炎症状

世界卫生组织认为，在患乳腺炎或乳腺脓肿时，维持哺乳对自身恢复和宝宝健康都很重要，在乳腺炎发作期间，停止母乳喂养并不能缓解症状，相反可能使病情恶化。

妈妈如果患了乳腺炎，在疾病早期，病情不严重的情况下，患侧乳房也可以哺乳。虽然此时哺乳妈妈会非常疼痛，但仍需尽可能坚持，保持乳汁排出通畅。妈妈可先喂健康一侧乳房的乳汁，同时打开患病一侧的文胸，让该侧乳汁流出一部分以缓解压力，然后再喂。

哺乳期乳腺炎多由乳房受压、乳汁淤积导致，保持哺乳可以使淤积的乳汁尽快排出，进而缓解症状，有效控制病情。

如果乳房脓肿已采取切开引流治疗，只要引流管距乳晕较远，不影响喂奶时，仍可继续哺乳；或暂时将病侧乳房乳汁挤出后丢弃，待痊愈后重新哺乳。

如需服用乳腺炎治疗药物，应遵从医嘱。部分抗生素服用后应停止哺乳，通常服用中药不影响哺乳。

如果病情较为严重，伴有持续发烧、乳汁淤积而不能通畅排出等症状，此时乳汁中含有大量细菌，不宜哺乳；但要按时挤奶，防止回奶。

乳腺炎的自我治疗方法

当哺乳期乳腺炎处于早期，情况不严重时，可从冷敷乳房和排空乳房两个方面入手，进行自我治疗。

冷敷乳房的具体方法，参见本书第64页先天性副乳肿胀的处理方法、第100页单纯囊肿的应对方法等相关内容，

这里不再赘述。

排空乳房的具体方法，涉及宝宝的正确衔乳方式、哺乳姿势、患侧乳房哺乳、吸奶器的使用等，本书第112、113页处亦均有阐述，此处不再赘述。

六步奶结疏通法

六步奶结疏通法是缓解乳腺堵塞、预防哺乳期乳腺炎的有效方法之一。其具体步骤如下：

第一步，洗净双手，准备一两块干湿适中的消毒毛巾；

第二步，清洁乳头，疏通出口。右手拿毛巾，左手食指、拇指将乳头固定，用毛巾清理表面奶渍、奶栓、脱落表皮、小白点等；

第三步，用食指、拇指分别从上下左右各个方向，一边清洁一边提捏乳头，检查排乳是不是通畅；

第四步，推压乳晕，使奶孔流量增加，奶线增粗；

第五步，食指、中指由乳根向乳头方向均匀推捋，力量由轻到重，在这个过程中，不要摩擦皮肤，注意避开血管，以免发生皮肤红肿、损伤，诱发局部乳房疼痛，进而产生新的硬结；

第六步，检查残余，用右手检查左乳，左手检查右乳，食指、中指、无名指全面检查双侧乳房，查看是不是还存在明显的肿块或压痛；如果没有，则说明积乳消失，排乳畅通。整个过程需要8分钟左右，一般一两次就可以有效改善乳汁淤积症状等。

如果觉得上述方法过于烦琐，也可以采用指揉法或者指梳法。

指揉法： 用两三根手指在硬块周围轻轻按揉，或者是用掌心按揉，不要捏住硬块，避免揉破腺泡和乳腺管。揉到硬块变软后，用手指顺着放射状的乳腺管结构，把硬块往乳头方向轻推。这个方法适用于乳房有明显硬块的妈妈。

指梳法： 双手张开，把整个乳房抓在手里，沿着放射状的乳腺管结构，像梳子一样从乳房四周向乳头方向抓梳。这个方法适用于没有明显硬块，但整个乳房都存在胀痛的妈妈。

抗生素治疗指南

当采用之前提到的自我治疗方法无效时，可考虑采用抗生素治疗。需要注意的是，抗生素治疗需要经乳汁培养，在明确病原菌的基础上遵医嘱进行，切忌自行购买服用。

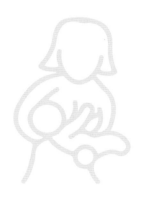

哺乳期使用抗生素的条件

满足以下条件者，才可以采取抗生素治疗：

1. 乳房局部推拿或外敷后，48~72 小时症状无明显改善；

2. 病情进展迅速，脓肿形成风险增加；

3. 乳汁培养中，明确存在有病原菌，发病时症状严重，如体温高于 38.5℃，局部明显疼痛、红肿，全身症状较重、血常规白细胞升高。

如何使用抗生素

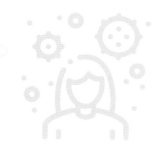

头孢唑林、头孢西丁、头孢地尼等抗生素属于哺乳期安全用药，妈妈可以放心使用；而对于头孢呋辛、头孢克洛、头孢克肟，这些抗生素属于哺乳期比较安全的药物，一般不会对宝宝造成影响。如果不放心，可以在哺乳后服用，同时增加饮水量，减少药物对乳汁的影响。需要注意的是，对于青霉素过敏的妈妈，应慎用头孢类抗生素和建议克林霉素。

如何预防哺乳期乳腺炎

预防哺乳期乳腺炎可以从多个方面入手,如尽早开奶、正确衔乳、增加哺乳次数等,本书第 110~ 第 113 页等处多有阐述,此处不再赘述。

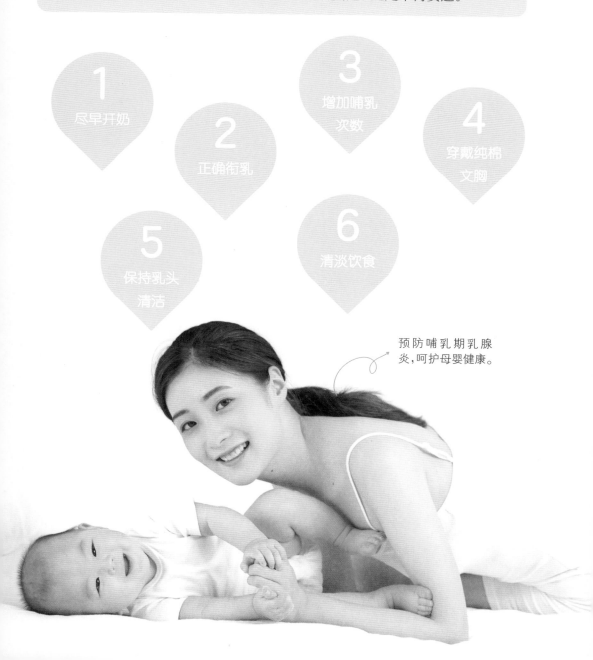

1 尽早开奶

2 正确衔乳

3 增加哺乳次数

4 穿戴纯棉文胸

5 保持乳头清洁

6 清淡饮食

预防哺乳期乳腺炎,呵护母婴健康。

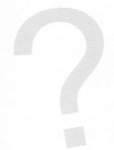

哺乳期乳房问题汇总

哺乳期乳房问题较多，这里简要阐述乳房变形、大小胸、乳房下垂、乳头凹陷、乳头过大等问题的成因及处理方法等。

哺乳是否会导致乳房变形

有些妈妈放弃哺乳的原因就是担心其会导致乳房变形。很多妈妈哺乳后，确实发现自己的乳房变形了，有的下垂严重，有的变小许多，而有的则一边大一边小。但这些变化真的是哺乳引起的吗？

事实并非如此，造成乳房变形的原因有很多，但主要原因是身体激素分泌失衡。此外，妊娠期护理失当、哺乳方式错误等，也易导致乳房出现问题。担心乳房变形的妈妈，应建立正确的护理和哺乳方式，具体可从佩戴尺寸合适的文胸、保持正确的哺乳姿势及宝宝衔乳方式、两侧乳房轮流哺乳等方面着手，进而有效保持乳房的正常形态。

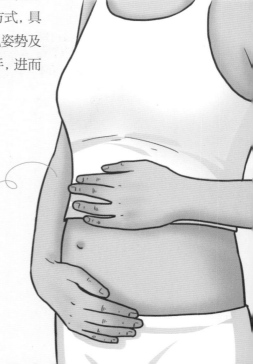

适当的妊娠期护理，有助于预防乳房变形。

隆胸会不会影响哺乳

隆胸之后可以哺乳，无论是自体脂肪丰胸还是假体丰胸都不会影响哺乳。

自体脂肪丰胸：将脂肪颗粒纯化后注射到皮下组织、乳房腺体、胸大肌和胸大肌下等位置。整个手术过程会避开乳腺组织，更不会在乳腺管区域穿插，只要正规操作，不会对乳腺及哺乳产生不良影响，妈妈们可以放心。

假体丰胸：通过手术将假体材料放置到胸部。假体丰胸后也是可以哺乳的，但对切口位置有要求。一般来说，通过腋下切口进行假体丰胸者，可以不破坏乳腺组织，能够保持乳腺的正常哺乳功能。

乳房一大一小怎么办

乳房一大一小的情况，通常是由于哺乳期妈妈习惯于使用同一侧乳房哺乳造成的。要解决这个问题并不难，妈妈们在哺乳时，要让宝宝轮流吸吮两侧乳房，或者使用双边吸奶器，同时吸吮两侧乳房，这样就可以有效避免大小胸问题了。

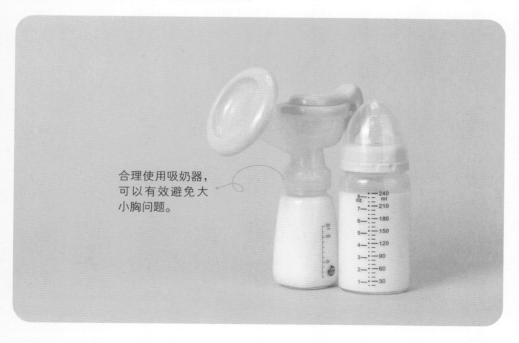

合理使用吸奶器，可以有效避免大小胸问题。

哺乳后乳房下垂的原因

妊娠期间，受体内激素的影响，孕妈妈的乳房变得坚挺丰满。分娩后，因乳房需要分泌乳汁，整个乳房的皮肤处于紧绷和拉伸状态；当哺乳停止后，随着激素水平的减低，乳腺泡、乳腺管、腺体和脂肪组织发生萎缩，乳房原本发挥悬吊支撑作用的肌肤变得松弛，导致乳房松弛下垂。

除了生理性因素，一些人为因素也可导致乳房下垂。例如，喂奶的时候，宝宝的吸吮动作不当，有可能过度牵引乳房，引起乳房下垂；哺乳时间过长，宝宝长时间含着乳头，也容易导致乳头皲裂、乳房下垂等；许多妈妈在产后急于减肥瘦身，营养失衡，导致胸乳房萎缩、下垂；快速断奶也是乳房下垂的诱发因素之一。

以下是乳房下垂的等级说明：

1 级	轻度下垂	乳头处于乳房下皱襞水平面上方 1~2 厘米处。
2 级	中度下垂	乳头位于乳房下皱襞水平面下方 1~2 厘米处。
3 级	高度下垂	乳头位于乳房下皱襞水平面下方 2~3 厘米处。
4 级	重度下垂	乳头低于乳房下皱襞水平面 3 厘米以上，指向地面。

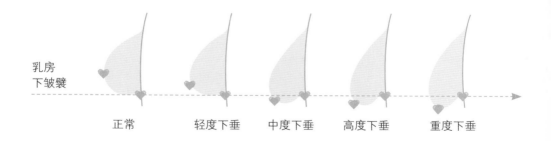

乳房
下皱襞   正常   轻度下垂   中度下垂   高度下垂   重度下垂

哺乳期预防乳房下垂的方法

控制哺乳时间，两侧乳房交替哺乳，正确衔乳，哺乳结束后避免拉扯乳头等。详见本书第 112 页"宝宝的正确衔乳步骤"等相关内容。

B 族维生素是体内合成雌激素的必需成分，维生素 E 则是调节雌激素分泌的重要物质，所以多吃富含这类营养物质的食物可以预防乳房下垂。

拒绝节食减肥，保持合理的饮食搭配和产后运动。

穿戴合适的哺乳内衣，建议内衣设有便捷哺乳扣，以方便哺乳。

按摩手法

1. 双手沿着乳房外侧，交替向上推捏，能有效提升乳房高度，防止松弛。

2. 左手围绕右乳房顺时针按摩 3 分钟，右手围绕左乳房逆时针方向按摩 3 分钟。

3. 两手以乳头为中心，五指轻扣在乳房上，掌心悬空支撑，指腹用力下压，2 秒后恢复，可促进乳房血液循环，预防乳房下垂。

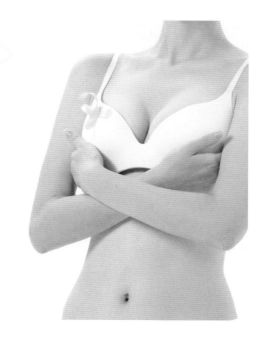

乳头凹陷的改善方法

乳头凹陷可分为真性乳头凹陷和假性乳头凹陷两种。如果通过牵拉刺激能使乳头突出，就称为假性乳头凹陷，如果不能纠正就是真性乳头凹陷。按凹陷程度分类，乳头凹陷又可分为三类：

一度乳头凹陷：部分乳头凹陷，可以轻易挤出。

二度乳头凹陷：乳头完全凹陷，较正常乳头小，可以挤出但不能持久。

三度乳头凹陷：乳头完全埋藏在乳晕下方，无法挤出。

乳头凹陷情况因人而异，如果宝宝衔乳受到影响，就需要妈妈在哺乳前通过手动牵拉或借助器具等，使乳头尽量向外凸出。

手动牵拉

1. 以乳头为中心，双手食指放在乳晕左右两旁，先略向下压，再向两旁推开，然后再推回。

2. 将双手食指放在乳晕上下两旁，重复以上操作。

3. 手指呈"V"形或"C"形，按压乳晕外侧乳房，将乳头向外推。

4. 用拇指和食指捏住乳晕，稍用力向上牵拉乳晕和乳头，并重复此操作。

器具牵拉

吸奶器：每日吸吮乳头数次，利用其负压促使乳头膨出。

乳头矫正器：利用其真空负压原理和皮肤牵引扩张原理，持续牵拉凹陷乳头，延长乳腺管、乳头平滑肌、乳头乳晕下结缔组织。

乳头保护罩：硅胶做的仿真乳头，可以紧贴在妈妈的乳头上，帮助宝宝衔乳。

乳头凹陷容易导致乳汁淤积。妈妈应及时疏通乳汁，以免乳腺管堵塞，引起或加重乳房症状；可以请专业的母乳喂养师诊断、处理乳头凹陷问题；如果乳头凹陷较轻，通过宝宝的吸吮，可以渐渐恢复正常。

乳头扁平的改善方法

乳头扁平是指乳头和乳晕处于同一水平面上，没有乳头颈，也没有乳头凸起等特征。乳头扁平对哺乳的直接影响有限；相较之下，乳房的延展性和乳头长度等，对哺乳质量的影响更大一些。

提升乳房延展性。用温水由下往上冲洗乳房，或做一些简单的乳房按摩，促进血液循环。

增长乳头。用食指和拇指拉出乳头，坚持 2 分钟，反复数次；或者使用乳头牵引器。如果乳头达到了内陷的程度，最好在医生的指导下矫正。

乳头过大的改善方法

乳头过大同样不利于宝宝吮吸。宝宝会因为乳头过大，只能含住乳头而无法含住足够的乳晕和部分乳房组织，导致无法有效刺激乳窦分泌乳汁；或因为乳头过长，引发作呕反应。此外，乳头过大易使宝宝形成不正确的吮吸习惯，导致妈妈乳头皲裂等。

乳头过大的妈妈可以改善哺乳姿势，如平躺，让宝宝趴在胸前吸吮，以避免乳房过度深入宝宝口中；尽量刺激宝宝张大嘴，含住大部分乳房组织；妈妈可以在哺乳前轻捏乳头，便于宝宝含乳。

乳头皲裂的改善方法

妈妈的乳头皮肤比较脆弱，刚开始哺乳时，如果没有让宝宝充分含住乳晕部分，导致宝宝拉扯乳头，或者每次的哺乳时间过长，使乳头长时间处于潮湿的环境中，都易导致乳头皲裂。

如果妈妈已经出现乳头皲裂现象，可以涂抹一些羊脂膏，让乳头保持湿润，促进伤口愈合；情况严重时最好暂时停止哺乳，将乳汁吸出后用奶瓶喂给宝宝。

乳房漏奶问题

乳房漏奶，是指妈妈在分娩后不经宝宝吸吮或未经挤压，乳汁不断地自然流出，也称为"乳汁自涌"。如果妈妈身体健康，身体强壮，营养均衡，其多由乳房丰满、乳汁丰沛引起，属于正常现象，也称生理性漏奶。另一方面，乳腺管功能结构异常、妈妈内分泌紊乱等，也可导致乳房漏奶，属于病理性漏奶。

生理性漏奶

1. 乳头位置较低，可导致生理性漏奶。

2. 乳汁分泌多于宝宝需要，在没有及时吸奶的情况下，乳房过于充盈，容易导致生理性漏奶。

3. 感官刺激甚至思维活动都可能引起泌乳反射，导致生理性漏奶。例如，当妈妈听到宝宝哭声时，可能出现生理性漏奶。

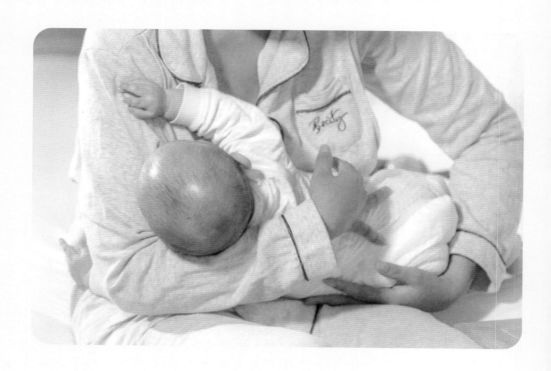

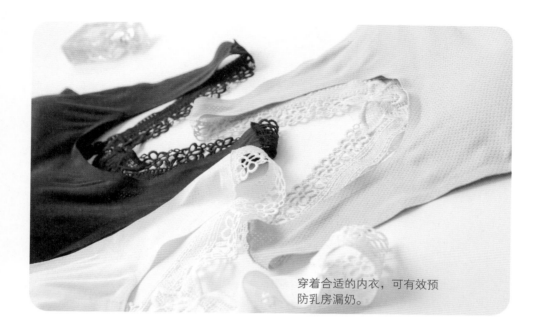

穿着合适的内衣，可有效预防乳房漏奶。

病理性漏奶

按照传统中医理论，妊娠会耗费妈妈气血，导致中气不足，气血虚弱加之产后休息不足，饮食不节，气血不能固摄津液，从而引起乳房漏奶，表现为乳房柔软，乳汁清稀，乳房无发胀感，妈妈精神不佳，舌淡苔薄，脉细弱等。

另外，肝内郁热，疏泄失常也会导致乳房漏奶，表现为乳汁浓稠，妈妈心情抑郁、烦躁、易怒，甚至心悸失眠、便秘尿黄等。

乳房漏奶如何处理

平时穿着合适的内衣，充分托起乳房；上衣宜宽松适度，不宜过紧，以免乳房受挤压；如果是乳汁分泌过多造成的，妈妈可以把乳房排空，以减少溢乳；对于漏奶比较严重的妈妈，可以考虑佩戴护奶器；尽量减少周围环境带来的反射刺激；出门之前先将乳汁吸空，然后穿着带有防护垫的文胸；注意养护身体，保证休息，调节情绪。

专题

乳腺门诊

断奶 3 年的我，患上了乳腺炎

　　一位 32 岁、断奶 3 年的女性患者来诊，自诉目前处于哺乳后的第 3 年，职业为教师。她说 4 个月前的一天早晨起床之后，突然感到左胸疼痛，第二天没有缓解，于是去医院检查。大夫说大概是乳腺增生，开了一些治疗乳腺增生的药，吃了效果并不明显。第 3 天，患者左侧乳房突然有一个很大的肿块出现，赶紧去医院检查，检查结果是发炎了，患者心里犯起了嘀咕：我已经停止哺乳 3 年了，怎么还会发炎呢？

　　患者服用了一些抗生素类药物，1 个月后，肿块开始破溃、流脓。患者前往医院就诊，医生说这是非哺乳期乳腺炎，建议手术切除肿块。患者比较在意外形，所以拒绝手术，便开始了漫长的创面换药历程。换药进行了 2 个多月的时间，肿块没有变小，左乳上也接二连三地出现破溃，伴脓液流出。

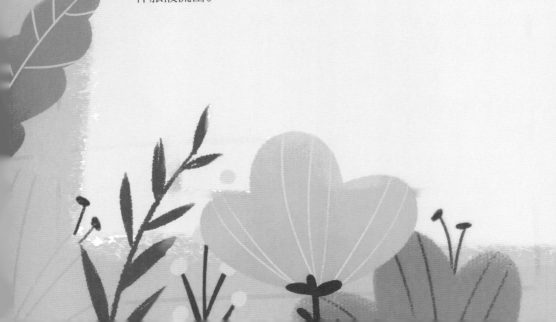

经专科会诊，结合病史、症状、查体、辅助检查结果等资料，初步判定其所患疾病为左乳肉芽肿性小叶性乳腺炎。患者要求不手术切除，于是选择保守治疗（即清创手术后规律换药）的方法，最终治好了左乳的病症。回顾病史，患者第一次发病时为当年9月份，正值开学，学校的教学任务量较大，心态和身体都没调整好，压力很大，可能是发病的主要诱因。

已经停止哺乳的女性、未婚未育的女性及男性也会患乳腺炎，称之为非哺乳期乳腺炎。肉芽肿性小叶性乳腺炎就是一种非哺乳期乳腺炎，在女性哺乳期后3~5年内高发，目前病因不明，但研究表明可能与高泌乳素血症、乳腺外伤、棒状杆菌感染、服用避孕药物等有关。目前，主要治疗方法包括手术切除及保守治疗。

总之，当乳房突发肿块时，即使并非处于哺乳期，也可能是患上了乳腺炎或其他疾病，需要及时去正规医院就医，防止贻误病情。

第六章

重视更年期至老年期
乳腺健康

很多中老年女性认为，自身卵巢萎缩，功能退化，雌激素和孕激素分泌减少，乳房也已经萎缩，因此就不需要保健了。其实这种想法是非常错误的，临床数据表明，45 岁以后是乳腺癌的高发年龄，所以在更年期和老年期，女性朋友们更应注重对乳房的呵护。

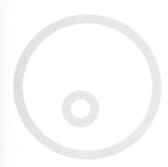

更年期至老年期乳房变化

40 岁之后，女性的衰老迹象日渐明显，其中就包括乳房的大小、形状和感觉变化。大约在绝经前 5 年，女性的月经周期开始变短；随着每个经期的临近，可能出现经前综合征（PMS），导致乳房触痛和肿胀等。

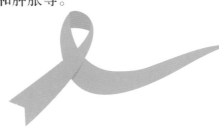

绝经前后乳房变化

绝经是卵巢衰退的一种表现。女性一般在 50 岁左右进入绝经期，此时由于卵巢功能衰退，其分泌的雌激素与孕激素均明显减少，乳腺缺少足够的激素刺激与支持，开始全面萎缩，乳房虽然可因脂肪沉积而外观肥大，但其腺体普遍开始变小。这种变化主要表现为乳腺小叶和末端乳腺管明显萎缩或消失，乳腺管周围的纤维组织明显增加且致密。

组织学上，表现为乳腺小叶不整、缩小、数目减少，上皮细胞减少，管腔狭窄，间质纤维化、胶原化；有时部分乳腺管会出现扩张，形成囊肿。

绝经后期，有半数的妇女可以出现乳腺管上皮趋于扁平，乳腺管呈囊状扩张，腺小叶的结构减少，间质纤维呈玻璃样变。

中年女性乳房松弛

随着女性的生育能力逐步下降，胸部不再像哺乳期那么硕大，乳房的下垂趋势日益明显，常常表现为松垮地垂在胸部。

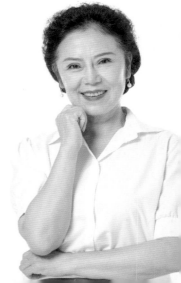

部分女性乳房体积变大

绝经期女性一般会出现乳房体积变小，但有些比较肥胖的女性乳房体积反而会增大，这是腺体被脂肪代替的结果。有些女性由于乳腺管扩张形成囊肿，或由于残留的乳腺与增生的纤维结缔组织夹杂在一起，表现为不规则的乳房结节。

老年女性乳房变化

进入老年期后，乳腺组织呈退化状态，乳腺管周围的纤维组织增多，并时有钙化现象；乳腺管、小导管和腺泡闭塞；乳腺小叶高度萎缩；小叶细胞数及小叶数均明显减少，小叶常被结缔组织代替；乳头和乳晕缩小，颜色变淡。

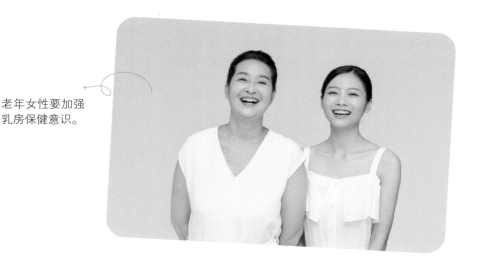

老年女性要加强乳房保健意识。

乳房患癌率上升

进入 40 岁，女性患乳腺癌的风险开始上升。这就是为什么大多数医学专家建议在此时开始年度乳房钼靶检查。绝经前后，是女性乳腺最"动荡不安"的时期，也是乳腺癌的高发时期，要特别注意保健。绝经后，随着老年期来临，乳腺开始全面萎缩退化，相对进入了"平静"时期。

中老年女性的乳房保健方法

对于中老年女性来说，乳房保健要注意以下几点。

保持合适的体重

中老年女性乳房恶性肿瘤的发生，与饮食摄入脂肪量增多有关。越来越多的证据表明，肥胖、胰岛素抵抗等因子对乳腺癌的发生起主导作用，特别是对于绝经后的女性。绝经后，脂肪组织成为合成雌激素的主要部位，肥胖意味着拥有更多的脂肪组织，对于雌激素敏感的乳腺组织将获得更多雌激素的刺激，进而导致乳房患癌率提升。

因此，老年妇女应适当增加体育活动，控制总热量摄入，减少体内过剩脂肪。体重过低或过高对老年人的健康都不利，可让营养医师开具营养处方调整。如果体重在 30 天内降低 5% 以上，或 6 个月内降低 10% 以上，则应该引起高度注意，及时到医院进行必要的检查。

慎用保健品及激素类药物

相关统计显示，中老年人是保健品市场的最大消费群体，而市面上的许多女性保健品都含有一定量的雌激素，摄入过多易导致乳腺增生，甚至诱发乳腺癌。因此，应慎用保健品；必要时，需在医生的指导下服用。

中老年女性应尽量避免使用雌激素以及含有雌激素的药物，即使出于治疗需要，也应保持最少剂量、最短疗程。随着雌激素使用剂量增高、使用时间延长，乳腺癌的发生率也将升高。

选用适宜的文胸

中老年女性选择合适的文胸，可以有效托起乳房，减缓乳房下垂松弛，使不太丰满的乳房显得丰满。从医学角度来看，老年女性，尤其是有哺乳史的女性，胸部肌肉松弛，没有文胸支撑的话，有可能会导致身体前倾，容易产生驼背，从而压迫肺部，造成气喘不匀。

研究表明，坚持穿戴文胸，对中老年女性心理具有积极影响，可增强自信，有利于中老年人的身心健康。日常生活中，中老年女性应坚持穿着文胸，而且尽量选择式样简洁、质地柔软、方便穿戴、尺寸适宜的纯棉文胸。

预防乳腺癌

要把预防乳腺癌作为保健重点。中老年女性的主要乳腺疾病就是乳腺癌，对于乳房的任何异常症状都要高度重视，尤其是当乳房出现肿块、溢液、皮肤红肿时。另外，由于乳腺癌的症状不很明显，且很少有疼痛等不适感，常常在不知不觉中发展，特别是在肥大的脂肪性乳房中，小肿块很难被发现，所以在进行乳腺检查时应特别仔细，在各种体位、姿势下进行检查。如果乳房有异常症状，且暂时不能确诊时，应每月去医院复查一次，最长不宜超过3个月，以免错过最佳诊断、治疗期。

食物尽量多样

老年人每天应至少摄入12种以上的食物。早餐宜有一两种主食、1个鸡蛋、1杯奶，主食的品种可以多样化，例如肉末粥、鱼片粥、蛋花粥或肉包、馄饨等。中餐、晚餐宜各有一两种主食，一两个荤菜、一两种蔬菜和一些豆制品。食量小的老年人，餐前和餐时少喝汤水，少吃汤泡饭。

推荐老年人适当多吃蔬菜、水果、粗粮（如黑豆、黄豆）、核桃、黑芝麻、木耳和蘑菇等。另外，蛋白质含量高的鱼、肉、鲜奶等也可适当多吃一些，以减缓乳房衰老。

定期检查乳房

对于绝经后的女性来说，每月一次的乳房自检极有必要，时间可随意选择。方法如下：站于镜前，双臂垂放两侧，观察乳房外形，检查乳房的弧形轮廓是否变得不规整，是否有橘皮样的凹点或陷窝，挤压乳头时有无液体溢出；接下来平躺在床上，以乳头为中心，用指腹按顺时针方向紧贴皮肤做循环按摩。如果发现有结节、包块、腋窝肿块、乳头溢液、乳头凹陷、乳晕湿疹以及皮肤破溃等，应及时到医院就诊。

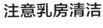

注意乳房清洁

进入中老年期，皮肤皱纹增多，表皮容易脱落，与汗液混在一起极易刺激皮肤，容易引发乳房瘙痒。此外，乳晕有许多腺体，会分泌油脂样物质，虽然具有保护皮肤的作用，但也易沾染污垢，因而要经常清洗乳房，保持乳房、乳晕和乳头的清洁卫生，并勤换内衣。对乳房进行冲洗可刺激胸部血液循环，有利于保持乳房外形，但应注意水温不宜太高，淋浴喷头应由下至上倾斜 45°，以冷热水交替的方式冲洗。

坚持运动锻炼

研究表明，经常运动的女性患乳腺癌的风险相对更低。2016年的一项分析发现，在 38 个女性群体中，对比运动最少的群体，运动最多的群体的乳腺癌风险降低了 12%~21%。甚至有研究发现，绝经后经常运动的女性，其患乳腺癌的风险要比尚未进入更年期的女性还要低。因此，老年女性应选择合适的运动项目，加强锻炼，同时保持心情舒畅，可有效防范乳腺癌等乳房疾病的发生。

中老年女性的乳房筛查手段

无论处在人生的哪个年龄段，定期进行乳房筛查都有必要且意义重大。

40~49 岁

适合机会性筛查；每年 1 次乳腺钼靶检查；对致密型乳腺推荐与彩超检查联合。

建议每月进行 1 次乳房自我检查，绝经前女性应选择月经来潮后的第 7~14 天进行。

50~69 岁

适合机会性筛查和人群普查；每 1~2 年进行 1 次乳腺钼靶检查；对致密型乳腺推荐与彩超检查联合。

70 岁或以上

一般人群：适合机会性筛查；每 2 年 1 次乳腺钼靶检查。

高危人群：筛查手段除了应用一般人群乳腺钼靶检查之外，还可以应用磁共振成像等影像学手段。

75 岁以上

对于 75 岁以上的老年女性而言，是否行乳腺癌钼靶筛查可结合患者的个人意愿、预期寿命、既有疾病以及临床决策等确定。小样本研究表明，80 岁以上的老年女性筛查乳腺癌与否，在乳腺癌的发生率、分期、死亡率方面无明显差异。

另外，建议以下高危人群每年进行磁共振成像筛查：BRCA 突变携带者，一级亲属是 BRCA 突变携带者，使用家族史的风险模型预测存在将近 20%~25% 的乳腺癌生命周期风险的女性，在 10~30 岁期间接受过放疗的女性，TP53 基因突变者。

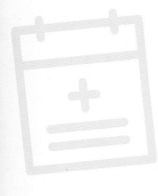

非哺乳期乳腺炎

非哺乳期乳腺炎是一组在女性非哺乳期发生的良性、非特异性炎症性疾病，发病原因尚不明确，包括乳腺管扩张症、乳腺管周围炎、肉芽肿性小叶性乳腺炎等。它们虽然是一组良性疾病，但是治疗难度大，病情容易反复，病程比较长，如果脓肿反复溃破会形成窦道、瘘管或者溃疡，严重影响生活质量，对女性朋友的身心健康造成伤害。一旦出现非哺乳期乳腺炎，应该及早就诊，做到早发现、早诊断、早治疗，使伤害最小化。

乳腺管扩张症

乳腺管扩张症是由于乳腺管分泌物异常增多，刺激乳腺管扩张，分泌物溢出导管后，会出现大量的浆细胞和巨噬细胞浸润，形成非细菌性炎症病变。它可以影响各个年龄段的成年女性，尤其是 30~40 岁有子女的非哺乳期女性，以及绝经后的老年女性。

发病原因

它的发病原因还不十分清楚，可能与先天性乳头畸形或者乳头发育不良、乳腺管退行性病变、管壁松弛、肌上皮细胞收缩无力、腺体萎缩退化导致分泌物郁积、自身免疫性疾病、细菌感染、吸烟、怀孕、哺乳等因素有关。

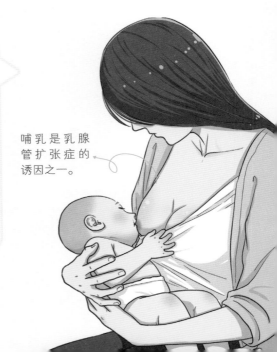

哺乳是乳腺管扩张症的诱因之一。

临床表现

乳腺管扩张症发病时，可表现为乳房疼痛、可触摸性肿块，或者乳头溢液。乳房疼痛的程度往往与乳腺管扩张的程度成正比。肿块多位于乳晕周围，触摸的时候常常伴有疼痛，乳头或者乳晕下方可以摸到粗大的条状大导管。溢液可能是多个乳腺管间歇性的自发溢液，也可能在挤压乳腺的时候才会溢液。溢液可能像奶油一样，也可能是绿色或者棕色的浆性液体。

分期

根据病程，乳腺管扩张症可以分为 3 个阶段，急性期、亚急性期和慢性期。需要注意的是，不是所有患者的病情都会按照这个规律发展，应由医生具体分析确定和治疗。

急性期： 乳房出现疼痛、肿胀、皮肤轻度发红，同侧腋窝淋巴结肿大，伴有触压痛，还可能伴有轻度发热，一般持续 2 周左右。

亚急性期： 乳房红肿消退，在急性期改变的基础上，会发生反应性纤维组织增生，遗留硬结或者肿块，肿块的边缘不清晰，类似乳腺脓肿，肿块大小也不一样，一般持续 3 周左右。

慢性期： 如果病情反复发作，在乳晕的范围内，可能会出现边界不清晰、质地坚实的硬结，乳房局部皮肤可能出现橘皮样改变，乳头会回缩，严重者乳腺会变形，这一阶段可能持续数年。

诊断与治疗

乳腺管扩张症非常容易误诊，要与乳腺癌、乳腺结核等疾病相鉴别。医生可能会借助彩超、钼靶、乳管造影、乳管纤维内镜检查、针吸细胞学检查、溢液细胞学检查等检查手段判断病情。

治疗方式一般以激素治疗和手术切除为主。激素治疗的副作用比较大，如果经过半年的激素治疗后仍然没有好转或者有明显的乳腺管扩张，就有必要进行手术治疗了。手术治疗有乳腺管切除术、局部肿块切除术、乳腺区段切除术、乳房单纯切除术等方式。手术有一定难度，如果切除范围比较小，病情容易复发；如果切除范围比较大，有可能影响乳房的外观，需要医生根据患者的情况进行个性化治疗。

乳腺管周围炎

乳腺管周围炎指的是发生在乳头乳晕复合体大导管以及周围的炎症。由于乳腺管周围炎和乳腺管扩张症在临床上难以鉴别，治疗方法也一样，所以目前经常把它们合称为乳腺管扩张或乳腺管周围炎。

乳腺管周围炎同样可以影响各个年龄段的成年女性，尤其是中老年女性，发病原因目前尚不明确，可能与先天性的乳头内陷和发育不良、乳腺管功能衰减、乳腺管损伤、维生素 A 缺乏、超重、肥胖、细菌感染、吸烟等因素有关。

它的病程跟乳腺管扩张症相似，在发病初期可能会感到乳房疼痛，乳晕皮肤出现炎症，乳晕下有结节，还可能伴有

溢液的情况。随着时间的推移，病情进一步进展，可以摸到乳房中存在脓肿；如果形成慢性脓肿，往往会发生局部瘘管，乳头内翻或凹陷，影响乳房的外观。治疗方式以手术为主。

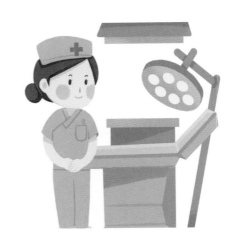

肉芽肿性小叶性乳腺炎

病症简介

肉芽肿性小叶性乳腺炎是一类以肉芽肿为主要病理特征的乳腺慢性炎症。肉芽肿，是由于巨噬细胞及其演化的细胞局限性浸润和增生，形成的境界清楚的结节状病灶。肉芽肿性炎症以小叶为中心，所以叫作肉芽肿性小叶性乳腺炎。该病多见于已生育女性，在妊娠期、哺乳期、未生育女性中比较少见，发病年龄一般在 19~47 岁，平均年龄大约是 34 岁，距离上一次分娩1 个月 ~8 年的时间段为高发时段。

发病趋势

肉芽肿性小叶性乳腺炎在1972 年首次被发现，到 1986 年，中国的被统计患者仅有 8 例。此病一直被当作罕见病。但近几年，国内对肉芽肿性小叶性乳腺炎的研究报告显示，其与乳腺癌的发病率比例为 1:25。也就是说，每出现 25 个乳腺癌患者，会出现 1例肉芽肿性乳腺炎。如今，这种病的发病率呈逐年上升趋势。

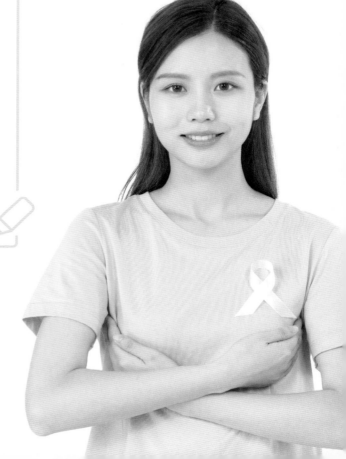

发病因素

肉芽肿性小叶性乳腺炎的发病原因也不明确，往往被认为是一种自身免疫相关疾病，除了细胞浸润，许多患者可能还会患有小血管炎或者血管周围炎，少数患者有肌肉血管炎，有的患者还有上肢或者下肢结节性红斑和关节肿痛。

除了自身免疫因素，该病还与血清泌乳素水平升高、感染因素有关。未生育的女性患者中，大多数曾经服用过抗精神类药物。抗精神类药物可阻断多巴胺受体，引起泌乳素分泌增加，导致血清泌乳素水平升高。

还有一些患者患有高泌乳素血症或者垂体瘤。另外极少数病例可检出病原菌，包括棒状杆菌、不典型分歧杆菌等。除了泌乳素升高和感染，该病还有可能与哺乳、口服避孕药、创伤等因素有关。

肉芽肿性小叶性乳腺炎在一侧乳腺发病的情况比较多见，也有两侧乳腺前后发病或者同时发病的情况，病变多发生在乳腺的外周部位，再向乳腺中央发展，最后可能累及整个乳房。

临床表现

在发病初期，肿块位于乳腺实质内，可能不会感觉到乳腺疼痛，也可能是轻微的疼痛，乳房皮肤不红或者微微发红，触摸能感觉到质地较硬的肿块，边界不清晰，可能与皮肤或者周围组织粘连，还可能出现同侧腋淋巴结肿大。病灶在短期内会迅速增大，病变严重者有皮肤破溃和窦道形成，破口外翻，也可见乳头溢液、乳头扁平、乳头内陷，如果治疗不当常常反复发作。有些患者会患有上肢或下肢结节性红斑以及膝关节、踝关节、肘关节、腕关节等多关节肿痛。

治疗方法

医生会通过彩超、乳腺钼靶、磁共振成像等影像学检查评估病变的范围。其中彩超是应用最普遍的检查。

肉芽肿性小叶性乳腺炎在治疗前，需要对病情进行全面评估，主要评估项包括病因、病情严重程度、催乳素水平、是否伴有细菌感染以及病变累及的范围和伴随其他疾病的情况等。目前治疗的方式有传统的单纯手术切除，但复发率比较高，一般在 20%~30%；进行类固醇激素治疗后再手术，可以降低复发率。激素加免疫抑制剂治疗、抗分枝杆菌治疗也有明显效果，但副作用比较大。由于肉芽肿治疗时间长，治疗复杂及易发生多种副反应，在治疗过程中还应该根据患者对治疗的反应和药物的耐受情况随时调整治疗方案。由于该病容易复发，因此定期随访必不可少。

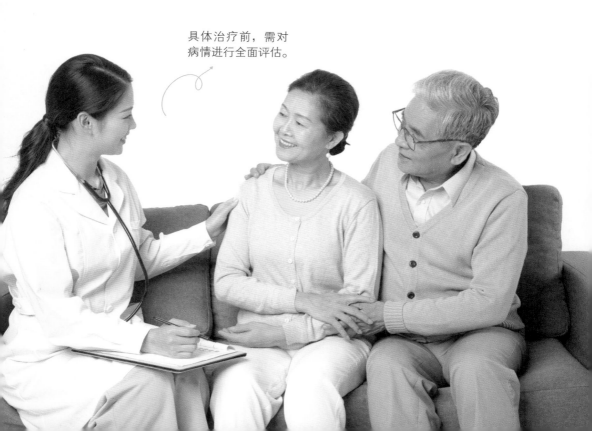

具体治疗前，需对病情进行全面评估。

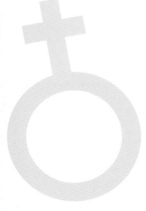

其他乳腺疾病

除了非哺乳期乳腺炎，其他常见的更年期或老年期乳腺疾病，还包括中老年乳房肿块、中老年乳房疼痛、中老年乳房变大、中老年乳头溢血等。

中老年乳房肿块

辨别肿块性质

有些中老年人对乳房疾病存在认识误区，认为自己乳房上只不过长了一个"小疙瘩"，不疼不痒，不用管它，只有等到疼痛时才觉得是生病了，其实这是不对的。在临床上，越是不痛的乳房肿块越应该重视，因为无痛性乳房肿块恰恰是乳腺癌的特征之一。

有炎症的乳房肿块：一般会伴有强烈的疼痛感，乳房局部还伴有明显的红、肿、热、痛等炎症反应，严重者还可能化脓。经过抗炎治疗后，随着炎症消退，肿块也会消失。

乳腺增生性肿块：通常是经前乳房肿痛，月经过后疼痛会减轻，肿块也会随之变小；常为多发性肿块，局部可有轻到中度的触痛，经过药物对症治疗后会有不同程度的好转。

乳腺癌的乳房肿块：在早期通常没有明显的疼痛和不适感，发现时，肿块往往已经很大了；通常只有到了晚期，局部皮肤出现溃烂、浸润，才会出现疼痛。肿块会慢慢增大，具有单发、质硬、活动度差等恶性肿块特征。

乳腺纤维腺瘤的肿块：没有疼痛感，不容易被发现。但是纤维腺瘤多发生于青年女性，而且呈多发性，肿块为规则的圆形，质地韧实，边界清楚，活动度大，直径一般为3~4厘米，皮肤几乎不出现溃烂，这都是与恶性肿块的不同之处。

鉴别恶性乳房肿块

如果发现乳房有肿块，要尽早利用各种检查手段确定肿块性质，进而针对不同肿块性质决定治疗方案。

检查指标	良性	恶性
肿块生长速度	缓慢	迅速
肿块大小	长到一定程度即停止生长	可长到巨大
肿块数目	单发或多发	单发，鲜有多发者
肿块质地	较软	较硬
肿块表面光滑度	光滑	不光滑

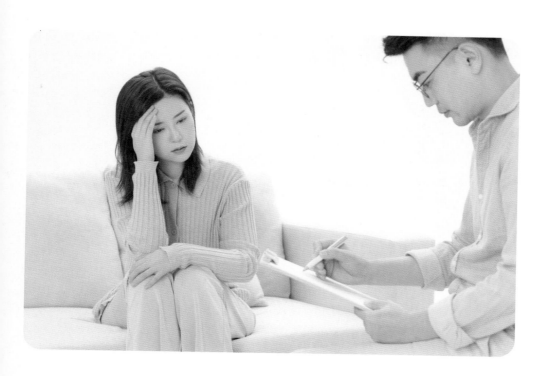

中老年乳房疼痛

中老年乳房疼痛可能与乳腺疾病有关，比如乳腺增生和乳腺结节；如果疼痛感比较强，并且持续的时间长，还有可能是乳腺癌的原因，需要尽快去医院的妇科做乳腺彩超和乳腺钼靶检查，了解引起疼痛的原因，从而进行针对性治疗。治疗期间保持轻松愉悦的心态。

中年女性乳房疼痛

在绝经前后的一段时间，由于卵巢等分泌的内源性雌激素和孕激素迅速减少，进而引起垂体 - 肾上腺 - 卵巢构成的性腺轴功能紊乱。在这一变化过程中，乳腺组织难以适应激素分泌的变化，且乳腺各部位对激素减少的反应亦不相同，进一步引发一系列变化，如局部的疼痛、结节或腺体增厚等。这些变化可在绝经后减轻或消失，也可在绝经后的相当一段时间内仍存在。

临床表现　双侧乳房疼痛，可为刺痛、胀痛、钝痛，部位不固定，可出现在整个乳房；检查腺体质地柔软，可触摸到团块，伴有压痛。

老年女性乳房疼痛

老年女性乳房疼痛指一些老年女性在绝经期过去相当一段时间后，出现乳房疼痛的现象。究其原因多和一些老年女性营养过剩、服用过多滋补品、长期口服一些药品等有关，如降压药、镇静剂、治疗胃病的药物等。但也有一些患者没有明确的病因。

临床表现　单侧或双侧乳房胀痛、掣痛、隐痛等不规律的疼痛，甚至原本萎缩下垂的乳房重新变得饱满，腺体增厚。

中老年乳房变大

中老年乳房增大可能与两方面因素有关：

首先是中年以后部分女性发胖，乳房也随之变得丰满。这种情况通过合理饮食及运动可以矫正。

其次可能由乳腺管扩张，乳腺增生引起，建议及时到医院进行乳腺彩超检查，根据检查结果采取针对性治疗，药物的使用应该在医生的指导下进行。

中老年乳头溢血

乳头溢血是指乳头某一个或几个乳腺管自发或挤压时有血性液体溢出，区别于乳头湿疹、糜烂时的乳头渗血，溢血的颜色可深、可淡。乳头溢血多数由于患者乳腺管内存在一种特殊的良性肿瘤——乳腺管内乳头状瘤；少部分由乳腺管扩张症、乳腺管炎等引起。

此外，中老年女性如果出现乳头溢血，需要考虑乳腺癌的可能性。据统计，10%~15% 的乳头溢血由乳腺癌引起。同时，随着年龄的增加，乳头溢血患者中，乳腺癌发生率也随之增加。

出现乳头溢血时，可先到医院行乳腺彩超检查，如果没有发现肿块或者结节，再考虑是否为乳腺管内乳头状瘤，必要时行手术切除。

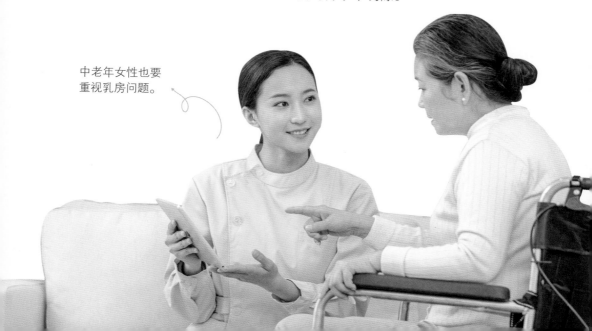

中老年女性也要
重视乳房问题。

专题　乳腺门诊

老年女性的"粉红杀手"

　　乳腺癌常被称为"粉红杀手"，男女均可发病，但截至目前其发病率已居女性恶性肿瘤首位。很多人认为，女性到了老年期，由于体内激素水平下降，这时应该不会得乳腺癌了，但这其实是一个认识的误区。

　　乳腺科门诊曾接诊一位 72 岁的老年女性，无家属陪同独自前来看病，自诉突然发现左乳肿物，具体发病时间不明，无疼痛，既往体健。查体：左乳外上象限可触及一大小约 3 厘米 ×3 厘米质硬肿物，移动度差，与周围分界不清，挤压可见"酒窝征"，左腋窝下未触及明显肿大淋巴结。乳腺钼靶提示：左乳外上象限结节伴钙化，卫星灶不除外，考虑：BI-RADS 4B 类。乳腺超声提示：左乳外上实性结节 BI-RADS 4B 类，建议穿刺明确性质。征得患者同意后，行穿刺明确诊断，后结合穿刺结果回报，予以诊断：左乳浸润性导管癌。

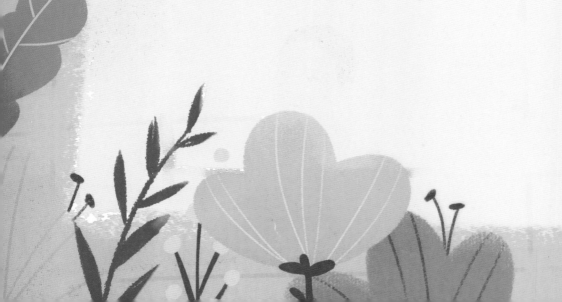

　　该患者自诉平时身体健康，没有规律体检，需要照顾卧床的老伴，儿女工作繁忙，自己需要接送年幼的孙子上下学，经常两头奔波，交流过程中可以看出患者精神压力比较大，长期精神紧张是乳腺癌发病的诱因之一，再加上老年人与社会的交流逐渐减少，对乳腺的自我体检不够重视，对疼痛等生理反应也比较迟钝，即使发现了乳房包块或出现乳房疼痛等不适，也不会在意或者对家人隐瞒，等到忍受不了乳房的不适就医时，肿瘤可能已经到了中晚期，此时已经错过了乳腺癌的最佳治疗时机。

　　总而言之，无论是风华正茂的年轻女性还是垂暮之年的老年女性，对乳房健康的关注一刻也不能放松。老年人一旦发现自己身体不正常时应及时告知家人，不要害怕麻烦子女，延误了治疗，不仅老人遭罪家属也很愧疚；家属和晚辈平时也应该多关注老人的身体健康情况，定期带老人去医院体检，对各种疾病做到早发现、早诊断、早治疗。

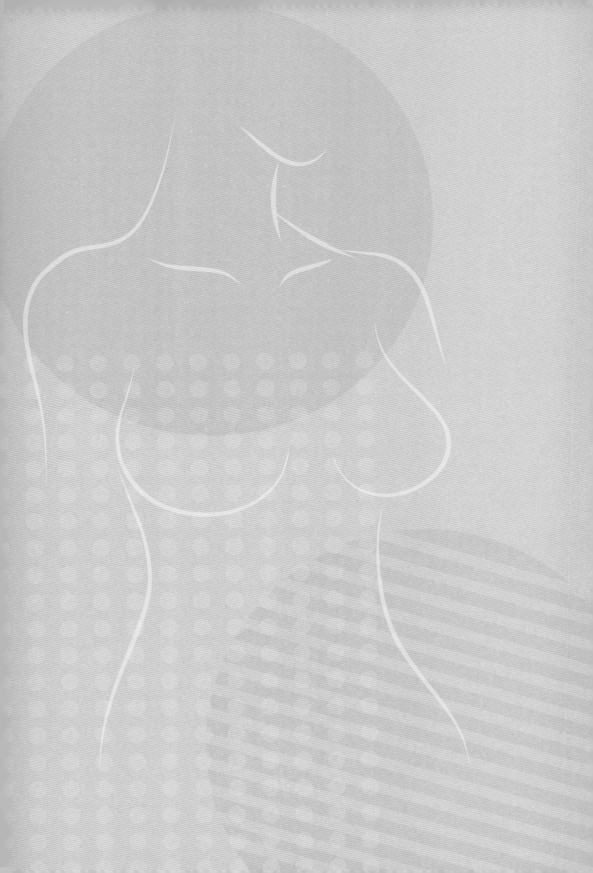

第七章
阻击乳腺癌

乳腺癌是女性第一大高发恶性肿瘤，通过自检和定期乳腺癌筛查可以做到早发现。在确诊后，针对不同的乳腺癌分期和分型，要采取不同的治疗手段。除了治疗外，乳腺癌患者还应该注意康复治疗锻炼，以便更好地回归正常生活。

中国乳腺癌现状

根据世界卫生组织下属国际癌症研究机构（IARC）发布的 2020 年全球最新癌症负担数据显示，2020 年，中国女性新发乳腺癌病例 42 万，再次居于世界各国女性恶性肿瘤发病率榜首。然而，与发病率呈逐年升高趋势不同，乳腺癌的死亡率在逐年下降，这主要得益于近些年来女性对乳腺癌重视程度的提升。

乳腺癌筛查频率

对于我国 40~70 岁的普通女性而言，建议每 1~2 年进行 1 次乳腺钼靶检查。对致密型乳腺（乳腺钼靶检查提示腺体为 C 型或 D 型）推荐与彩超检查联合。

对于乳腺癌高危人群，则要注意以下几点：

1 推荐更早年龄条件下（<40 岁）开展乳腺筛查。

2 每年进行 1 次乳腺钼靶检查。

3 每 6~12 个月进行 1 次乳腺彩超检查。

4 每 6~12 个月进行 1 次乳腺体检。

5 必要时每年进行 1 次乳腺磁共振成像检查。

乳腺癌的早期症状

在自查乳房过程中，如果发现以下情况中的一个或多个，要尽快就医。

1. 乳房出现肿块。

2. 非妊娠期，乳头流出血性溢出物、浆液、脓液等。

3. 乳房皮肤出现酒窝样、橘皮样形态改变。

4. 乳头、乳晕异常，出现乳头内陷或回缩。主要是因为逐渐增大的肿块牵拉周围韧带，造成乳头下陷。

5. 乳晕湿疹样改变。

6. 腋窝淋巴结肿大。乳腺癌发展的过程中会沿着淋巴管和淋巴结扩散，导致腋窝淋巴结肿大。

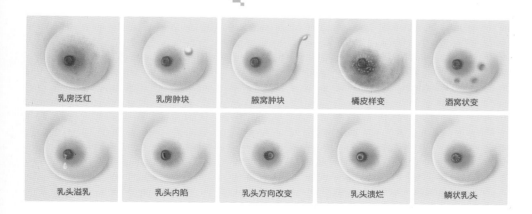

| 乳房泛红 | 乳房肿块 | 腋窝肿块 | 橘皮样变 | 酒窝状变 |
| 乳头溢乳 | 乳头内陷 | 乳头方向改变 | 乳头溃烂 | 鳞状乳头 |

乳腺癌演变过程

乳腺癌的演变过程大致可概括为从乳腺轻度增生到高度增生、囊性增生，最终引发乳腺癌。

典型性乳腺增生：乳房如同一个"弹簧"，月经期增大，月经后变小，如果月经后无法恢复，意味着存在局部增生的情况，甚至出现严重的疼痛，腺体集结成瘤，成为临床需要干预的疾病。但即使在这种情况下，其恶变率也是很低的。

非典型性乳腺增生：正常细胞发展为肿瘤细胞，通常都要经过"正常—增生—非典型性增生—原位癌—浸润癌"的演变过程。非典型性乳腺增生是良恶性病变的"中间站"，因此也被称为"癌前病变"。据统计，乳腺小叶或导管上皮的非典型性乳腺增生患者，其罹患乳腺癌的概率是正常女性的 10 余倍。非典型性乳腺增生发生后，若能积极监测和治疗，许多都会停止发展并恢复正常。要引起重视，及时发现和治疗。

乳腺结节：如果乳腺增生未及时疏通，就会"打结"，时间久了就会变成乳腺结节，或者说高度增生。

乳腺癌：乳腺管上皮形成恶性肿瘤，肿块生长较快，质地坚硬，边界清楚，表皮呈橘皮样改变，早期疼痛较轻，晚期加重；癌肿块破溃后形成茶花样溃疡。中老年妇女多发。早期发现应及时行乳房根治术，并配合放疗与化疗。

乳腺轻度增生　　高度增生　　囊性增生　　乳腺癌

乳腺癌不同时期的临床表现

早期症状：乳房肿块是早期的最常见症状，其大多具有以下特征：

多为单侧单发，多位于乳房的外上部，即外上象限；

大多数为无痛性肿块，少数有隐痛、刺痛；

表面不光滑，不易被推动；

质硬，边缘不规则。

中期症状

进展中期，肿块侵犯腺体与皮肤之间的韧带，可牵拉皮肤形成凹陷，状如酒窝；阻塞淋巴回流，皮肤呈橘皮状。乳房皮肤出现"橘皮样改变"时，对乳腺癌的提示作用很大。这种表现常出现于乳腺癌的病灶位置较浅或者侵犯周围组织比较明显时，由于病灶的牵拉以及带来的水肿，乳房皮肤出现许多小点状凹陷，就像橘子皮一样。

肿块浸润到皮内生长，可在主病灶周围形成散在的皮肤硬性结节；当肿块侵及乳头、乳晕，可因牵拉乳头使其凹陷，甚至完全缩入乳晕下方。

中晚期症状

中晚期非生理状态下，单侧乳房可出现乳头溢液，液体性质多为浆液性、血性或水样。有些患者还会出现恶病质表现，伴有食欲不振、厌食、消瘦、乏力、贫血、发热等。

晚期症状

晚期癌细胞发生脱落，可侵犯周围淋巴管，并向局部淋巴引流区转移。一开始多表现为同侧腋窝淋巴结肿大；继续发展，可在锁骨上和对侧腋窝摸到转移的淋巴结；肿瘤细胞甚至可以转移至椎骨。

了解自己是不是高危人群

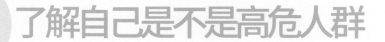

乳腺癌的病因尚不明确，但其发病与遗传、生育情况等多种因素有关。以下是乳腺癌发病的常见因素，可用于辅助判断自己是不是高危人群。

遗传性因素

遗传性乳腺癌占所有乳腺癌的 5%~7%，主要由乳腺癌易感基因的突变引起，常见的突变基因有 BRCA1、BRCA2 和 TP53。

下列情况应怀疑遗传性乳腺癌，需要严密监测，有条件的推荐进行基因检测。

☐ ≥ 3 个一级亲属（指一个人的父母、子女以及同父同母的兄弟姐妹）患有乳腺癌；

☐ ≥ 2 个一级亲属患有乳腺癌和卵巢癌；

☐ ≥ 2 个一级亲属患有早发性乳腺癌（<40 岁）或双侧乳腺癌。

生育因素

☐ 初潮早（<12 岁）伴绝经晚（>55 岁）；

☐ 首次足月妊娠 >30 岁；

☐ 未生育；

☐ 无哺乳史或哺乳时间较短者。研究表明，女性累计哺乳 12 个月，发生乳腺癌的风险会降低 4.3%；

☐ 有过流产、死胎的不良妊娠史。

环境因素

☐ 移民至乳腺癌高发国家；

☐ 长期饮酒；

☐ 高动物脂肪饮食；

☐ 长期使用含有外源性雌激素的产品；

☐ 肥胖症患者，尤其是绝经后显著肥胖或伴有糖尿病者。体重指数大于 30 的女性，其发病风险是正常体重指数者的 1.5 倍。

其他因素

☐ 有过乳腺活检，或者乳腺良性疾病手术的经历；

☐ 乳腺不典型增生；

☐ 既往胸部放疗史 (<35 岁)；

☐ 有不良生活习惯者，如抽烟、喝酒、熬夜等（女性吸烟者发病风险是不吸烟者的 1.2 倍）；

☐ 心理压力巨大，有巨大精神创伤者。

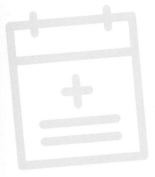

乳腺癌的筛查与治疗

乳腺癌的筛查与治疗是阻击乳腺癌的核心环节，需要引起高度重视。

BI-RADS 分级

BI-RADS 分级系统是判断乳腺癌概率或者说评估乳腺结节良恶程度的最常用标准之一。通常，如果分类属于 4~6 类，提示乳腺癌概率较高，需引起足够重视。具体内容本书第 92 页、93 页等处已有阐述，此处不再赘述。

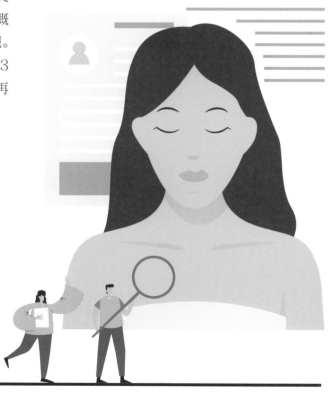

乳腺癌的两大分型

乳腺癌的分型有两大类，一类是病理分型，另一类是分子分型。

病理分型

病理分型是通过显微镜观察肿瘤细胞特征来加以区分的，可分为非浸润癌、浸润癌等。

非浸润性乳腺癌：大多数乳腺癌始于且不会超出乳腺管或小叶，也被称为导管癌或小叶癌。如果是非浸润性乳腺癌，说明乳腺癌尚处于早期，通常预后良好，不用太过担心。

浸润性乳腺癌：扩散到周围组织的癌症。相关统计显示，80%以上的乳腺癌患者被确诊为浸润性乳腺癌，这也就意味着预后相对较差，而且需要经历复杂的全身性综合治疗。

分子分型

分子分型则是进行基因和蛋白水平检测，根据基因突变和蛋白表达的特性确定的分组。其中最典型的就是通过癌细胞是否表达雌激素受体（ER），黄体酮受体（PR）和HER2这三种蛋白来分类。根据它们的阳性和阴性，进行排列组合，也产生了不同的乳腺癌亚型。

三阳性乳腺癌：三个表达都是阳性。这类乳腺癌占所有乳腺癌患者的10%，是乳腺癌患者数量最少的一种亚型，总体预后不错，一般5年生存率可达到80%以上。

三阴性乳腺癌：三个表达都为阴性。这类乳腺癌占所有乳腺癌患者的15%~20%，其癌细胞具有高异质性，而且拥有非常高的侵袭性、转移性和复发率，因此预后一般不太好。

乳腺癌的五个分期

对于临床医生来说，会使用专业的 TNM 分期系统进行分期，从肿瘤大小，淋巴结是否转移以及转移数目，是否转移到了其他器官三个维度，进行综合分析判断。具体分期如下：

TNM 分期	特征	5 年生存率
0 期	导管原位癌	100%
I 期	肿瘤仅局限于乳房，大小不超过 2 厘米	接近 100%
II 期	肿瘤大小在 2~5 厘米，而且肿瘤可能已经转移到了腋窝下的淋巴结	93% 左右
III 期	肿瘤大小超过 5 厘米，而且可能已经转移到了腋窝以及附近的淋巴结；从外表上看，多出现局部皮肤的改变	72% 左右
IV 期	肿瘤细胞已经转移到身体的其他脏器或部位，如骨骼、肺、肝、脑等，预后较差	22% 左右

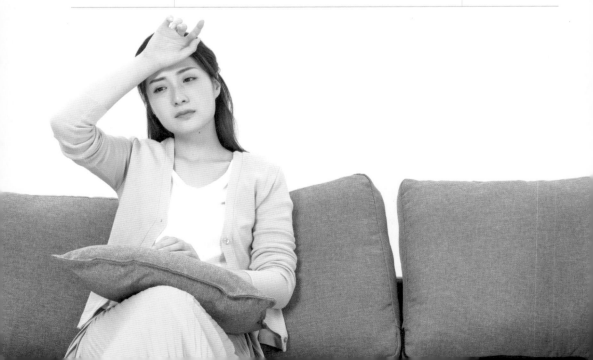

乳腺癌的治疗方法

治疗乳腺癌应结合患者的一般情况、个人意愿和社会、家庭因素等，综合决定手术方案（保乳或切除）及化疗、放疗、靶向药物治疗、内分泌治疗等治疗手段。具体需要专业医生根据患者情况选用，基本原则是综合治疗、个体化治疗、规范治疗。

手术治疗

对于导管原位癌和早期浸润性乳腺癌，医生通常建议行手术切除肿瘤。大多数浸润性乳腺癌患者会进行前哨淋巴结活检或腋窝淋巴结清扫术。对于肿瘤较大者，可在手术前采用新辅助化疗缩小肿瘤。一般来说，对于0~Ⅱ期的患者，基本都可以通过手术完整切除病灶，降低局部复发和转移的可能。

对于肿瘤可切除的老年乳腺癌患者来说，外科手术是主要的治疗方式。老年患者一般可耐受根治性手术，手术死亡率1%~2%。有研究显示，对于年龄大于70岁的乳腺癌患者，保乳术后的生活质量更好。

对于早期乳腺癌患者，手术治疗后的关键在于降低复发风险，清除残留的所有癌细胞。可通过放射疗法、化学疗法、靶向疗法、激素疗法等辅助治疗，防止乳腺癌复发。

放疗和化疗

放疗指放射治疗，化疗指化学药物治疗。两者均属于全身性治疗措施，都具有杀灭肿瘤细胞的作用。对于乳腺癌早期患者来说，可以通过放化疗消灭手术中可能残存的癌细胞。对于Ⅲ期患者，也就是中期患者，可以通过一段时间的放化疗来获得手术机会，以切除病灶，提升生存质量。有统计分析，50~69岁的乳腺癌患者，辅助放化疗可以提高10年生存率。

放射治疗：使用高能X射线或质子线破坏癌细胞。据统计，经手术及放射治疗，10年内乳腺癌复发率不足5%。过去，传统的放疗会增加左侧乳腺癌患者罹患心脏病的风险；现在，质子治疗能够使心脏免受放射损伤，获得更长的生存期和更好的生活质量。

化学药物治疗：使用化学药物破坏癌细胞，阻止癌细胞生长、分裂。应用时，可以在手术前通过化疗缩小肿瘤，降低手术风险，称为新辅助化疗；也可以在手术后化疗，降低复发风险，称为辅助化疗。

内分泌治疗

当乳腺癌的发生与激素相关时，可考虑行内分泌治疗。大多数雌激素或孕激素受体呈阳性反应的患者，其体内激素可促进肿瘤生长，因此阻断激素过度供应可以有效治疗乳腺癌。对于乳腺癌晚期患者而言，内分泌治疗一般需要持续5~10年，以保证完全杀灭肿瘤细胞。适用此类治疗方法的乳腺癌患者占大多数，且治疗效果不错，因此乳腺癌的整体存活率比较高。

靶向治疗

靶向治疗作用于乳腺癌的某一特定基因上，是一种更为精准的治疗方式。靶向治疗药物的毒副作用相对较小，而且是个体化治疗。对于65岁以上乳腺癌患者来说，联合靶向治疗可显著改善无进展生存期（PFS）。

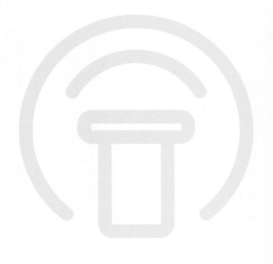

"保乳"是乳腺癌手术的趋势

对于乳腺癌患者而言，以前主张"切掉乳房"，认为切得越彻底，癌症复发风险越低，甚至切除乳房周围很大范围的皮肤、脂肪、肌肉、淋巴结等。自19世纪末~20世纪60年代，这种"乳腺癌根治术"一直是乳腺癌外科治疗的主流方式。但近半个世纪以来，随着乳腺癌外科手术水平的发展，"保乳手术"成为趋势，也就是在保证疗效的前提下，尽量保留患者的大部分乳房。

相关研究发现，对于早期乳腺癌患者而言，保乳手术联合术后放疗与全乳切除具有相同的远期生存率。甚至在同期别的早期乳腺癌中，保乳治疗的生存率要优于行全乳切除的患者。此外，由于保乳手术切除范围小，能够保留大部分乳房，极大提高了患者术后的生活质量，最大化保留患侧上肢功能，更重要的是有助于保持或重建患者自信。

保乳手术的适用人群

1. 患有临床 I 期、II 期的早期乳腺癌、肿瘤最大直径 ≤ 3 厘米，且术后能够保留适宜的乳房体积和良好乳房外形的患者。

2. 临床 III 期的乳腺癌患者，经新辅助化疗降期后达到保乳标准的患者也可以考虑保乳手术。

不适用保乳手术的人群

1	2	3	4
患侧乳腺或胸壁曾经接受过放疗的患者。	妊娠、哺乳期患者（哺乳期患者在终止哺乳后可考虑）。	肿瘤病灶分布在两个以上象限或者有多个病灶的患者。	肿瘤经局部广泛切除后切缘呈阳性，再次切除后仍不能保证病理切缘阴性的患者。

乳腺癌的扩散特性

癌细胞转移是乳腺癌的特性之一。随着癌细胞在原发病灶的不断增殖，原有的"领土"逐渐不足以"养活"与日俱增的癌细胞，于是，癌细胞就要想方设法侵犯身体的其他正常组织。

直接浸润是乳腺癌最初、最直接的侵犯方式。随着恶性肿瘤不断增大，癌细胞逐渐向周围组织侵犯，累及乳房皮肤、乳头、胸大肌及筋膜等，并与之结合，患者部分被浸润表面凹陷，皮肤出现水肿，呈橘皮样或溃疡改变。其中，导管内癌沿乳腺系统蔓延，保持在乳腺管内生长。

淋巴结扩散

淋巴结是乳腺癌扩散的第一个部位，一般肿瘤体积越大，淋巴结转移率越高。其中腋下淋巴结转移率最高，50%~70% 的乳腺癌患者就诊时已出现腋下淋巴结转移；其次是锁骨上的淋巴结。沿淋巴结转移是乳腺癌最主要的扩散方式，主要有以下两种方式。

> **1. 腋窝淋巴转移：** 一种外侧转移方式，也是乳腺癌淋巴转移的主要途径之一，原发病灶大多位于乳头、乳晕区及乳房的外侧，比较多见。
>
> **2. 胸骨旁淋巴结转移：** 一种内侧转移方式，主要是乳腺癌向胸部动脉或者乳房动脉内的淋巴结转移，原发病灶大多位于乳房内侧。

骨头扩散

乳腺癌最容易转移到骨骼，且可以影响任何骨骼，包括脊椎、手臂和腿，其发生率在 40%~70%。患者会感到骨痛。乳腺癌骨转移多是溶骨性破坏，容易导致骨折，但治疗后会有效阻止这种情况。如果癌症累及脊柱，也可导致尿失禁。

肝脏扩散

乳腺癌肝转移发生率大概在 50%，此时癌细胞通过血液转移至肝脏。如果乳腺癌扩散到肝脏，患者会感到腹部疼痛而且不会消失，或者感到腹部臃肿或饱胀，也可能导致食欲不振，体重下降。如果发现皮肤和眼白变黄，也表明肝脏功能受损。

肺部扩散

乳腺癌可以扩散到肺或肺与胸壁之间的空间，使液体在肺周围积聚。症状可表现为气短、持续咳嗽和胸痛等，有些人还会因此丧失食欲，导致体重下降。

脑部扩散

乳腺癌脑部扩散发生率在 10%~30%。很多患者脑转移后并没有症状，待到肿瘤增大到一定程度，才会出现恶心呕吐、头痛头晕、视物模糊等症状，也可能出现神经症状。

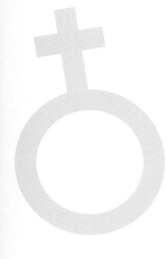

乳腺癌的康复治疗

乳腺癌是存活率较高的癌症之一。大部分患者经临床治疗加之家庭辅助护理，可以有效提高治愈率并避免癌症复发。乳腺癌的康复治疗主要包括预防上肢淋巴水肿、患肢功能锻炼、营养康复、术后复查、心理康复等。

预防上肢淋巴水肿

上肢淋巴水肿，是指上肢的淋巴液回流受到障碍，进而积聚在皮下组织，造成上肢肿胀。据统计，在接受手术的乳腺癌患者中，20% 会发生上肢淋巴水肿，而且多出现在手术时和治疗后 2 年内。

为什么会出现上肢淋巴水肿

对乳腺癌患者而言，出现上肢淋巴水肿主要有两个因素：患者自身因素和治疗相关因素。

患者自身因素： 该因素往往难以干预，其中包括年龄，肥胖，是否存在并发症，就诊时的临床分期，淋巴系统功能等因素。

治疗相关因素： 如不同的手术方式，通常创面越大，发生上肢淋巴水肿的概率越高，行腋窝淋巴结清扫术的患者，上肢淋巴水肿的概率也相对更高；如术后放疗，尤其是进行锁骨上放疗的患者，上肢淋巴水肿的发生率明显增加；再如术后出现感染等。

如何预防上肢淋巴水肿

轻度上肢淋巴水肿可以在几个月内缓解，但是重度上肢淋巴水肿几乎是不可逆的，手术和药物治疗均有一定的局限性。因此，最有效的手段是预防。

1. 预防患肢损伤、感染；

2. 避免患肢在热水中浸泡、日光下暴晒或进行桑拿浴等；

3. 避免在患肢进行药物注射、抽血、免疫接种以及血压测量；

4 避免患肢做高强度的运动、搬运重物等；

5. 避免穿戴过紧的内衣、项链和吊带。

患肢功能锻炼

大部分人认为患了乳腺癌应该卧床休息，避免走动，其实这种理解是片面的。适当的体育锻炼可以激发人体的免疫功能，增强人体的抗病能力，还能缓解患者的压抑状态，有利于患者尽早康复。乳腺癌手术后，家属应帮助患者进行术后患肢功能锻炼，以帮助恢复术后肩关节功能，预防或减轻上肢淋巴水肿。在练习时，要遵循循序渐进的原则。

术后第 1~2 天，练习握拳、伸指、屈腕；

术后第 3~4 天，进行前臂伸屈运动；

术后 5~6 天，用患侧手去摸对侧肩膀、同侧耳朵；

术后第 8~10 天，练习患侧肩关节抬高、伸直、屈曲；

术后 10 天以上，可以借助一些器械进行肩关节功能的恢复，以达到手术前的手臂活动状态。

营养康复

在经历过一系列治疗后，患者往往会出现不同程度的营养不良，影响伤口愈合，导致相关并发症的发生。因此，在治疗期间要注意保持充足、合理的营养摄入。

建议少吃高脂肪、高热量食物。具体内容在本书的第 74 页，谈及如何预防生理性乳腺增生时已有阐述，这里不再赘述。

化疗期间，由于药物的副作用，易使人没有食欲、恶心等，可提高食物多样化，并适当增加蛋白质的摄入。

营养摄入过度或肥胖对乳腺癌有不利影响。乳腺癌患者在保证正常营养摄入的前提下，应恪守"有节制，不过量"的饮食原则。

适当选择、食用对防治乳腺癌有益的食物。例如：

海产品：紫菜、海带、海蜇、牡蛎、海参等。

豆类：黄豆、赤豆、绿豆芽等。

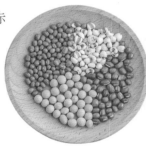

蔬菜：茭白、冬瓜、口蘑、猴头菇、香菇、番茄等。

其他食物：甲鱼、黑鱼、薏米、木耳等。

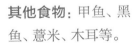

水果：橘子、苹果、山楂、猕猴桃等。

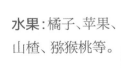

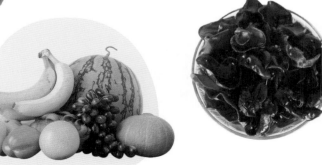

术后复查

一般情况下，手术后要坚持按时复查：手术后2年内，建议每3~6个月检查1次；术后2~5年内，每半年检查一次；术后5年后，每1年复查1次。

心理康复

乳腺癌患者多是女性，更需要家人的支持和理解，尤其是爱人的理解和关心。

大量研究表明，乳腺癌的发病率与患者精神、心理健康程度密切相关。性格内向、偏执或抑郁者，其罹患乳腺癌的风险更高。另一方面，以老年患者为主，患病后精神压力剧增，常表现出焦虑、烦躁、忧郁、紧张等情绪。

家人应注意观察患者的情绪变化，多陪伴，多沟通，使其及时发泄不良情绪，并给予充分理解；必要时应寻求专业心理咨询师帮助。

同时，患者之间可建立沟通交流机制，互相鼓励和疏导，树立战胜疾病的信心。老年患者可多进行一些缓和的健身运动，如打太极拳、做体操、散步等。

随着现代医疗技术的进步，乳腺癌的治愈率不断提升。相关数据显示，若早期发现，其治愈率超过90%。因此，

乳腺癌患者只要树立信心，保持乐观，积极配合医生进行正规治疗，就可以强力阻击乳腺癌，重返正常生活。

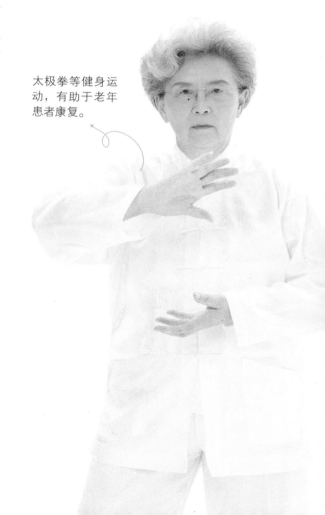

太极拳等健身运动，有助于老年患者康复。

乳腺癌的日常防范

日常生活中，女性可以通过改变一些不良生活习惯等，降低乳腺癌的发病风险。

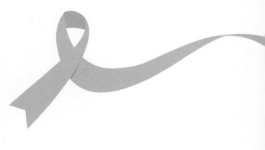

保持健康的生活方式

相关研究显示，保持健康的生活方式能够降低 25%～30% 的乳腺癌发生率。乳腺癌的发生风险可在童年、青少年时期积累，尤其是月经初潮后到首次妊娠前这段时间，此时乳腺细胞尚未分化，而且快速发育的乳腺对致癌因素非常敏感，过量饮酒、吸烟都可增加患癌风险。

青春期应杜绝烟酒摄入，培养健康的饮食习惯，避免肥胖，养成运动习惯，如此不仅能够预防乳腺癌，还能降低其他一些癌症、心血管疾病和代谢性疾病的发病风险。

此外，要戒除不规律作息、熬夜、饮食不均衡、暴饮暴食、久坐不动、滥用激素类化妆品、药物或避孕药等不良习惯；同时保持良好的情绪和心态，以维持身体内分泌平衡。

保持健康的生活方式，可降低乳腺癌发生率。

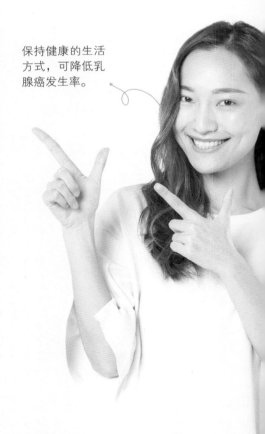

九大建议助你远离癌症

	保持健康的体重	避免过度肥胖，减少体脂率。高脂食物易可导致肥胖，增加乳腺癌的发生率。
	合理饮食	吃更多的绿色食物，如绿色蔬菜、谷物和水果等。
	远离烟酒	香烟燃烧可产生含有硝基的致癌物质，增加乳腺癌的发病率。酒精可增加血液中的雌激素水平，同时提高雌激素受体的敏感性，增加乳腺增生的概率。另外，每日饮酒的女性，其患乳腺癌的风险可增加 20%~25%。
	放松心情	生活压力过大可引发一系列身体问题，对女性而言，最容易导致的就是乳腺疾病。平时应及时疏解压力，学会放松心情，保持愉悦。
	勤做运动	适当的体育运动可以减脂、减压，是预防乳腺癌的好方法。
	保持充足的睡眠	不要熬夜。很多年轻女性工作忙碌，经常加班、熬夜，易影响人体的代谢环境。
	穿合适的内衣	穿着合适的内衣也是预防乳腺癌的关键之一。
	避免口服避孕药	口服避孕药物含有雌激素，可增加乳腺癌的患病风险。
	定期检查乳房	普通女性每 3~4 年到医院做一次乳房检查；40 岁以上的女性每 1~2 年到医院做一次乳房检查；有良性乳房疾病的人，应半年检查一次。

专题

乳腺门诊

平胸的女性也会得乳腺癌吗？

乳腺门诊总能接诊很多年轻女孩，在查体过程中，很多体形偏瘦的女生心态更轻松，她们总说："医生，我乳房这么小，长不了什么东西对吧？"相较之下，很多胸部丰满的女生，即使是在月经期间出现增生样的结块都会很紧张，担心是不是乳腺长了结节，会不会结节太深导致体表摸不到等。那么乳腺结节以及乳腺癌的发生真的与乳房的大小有关吗？乳房较小就不会得乳腺癌了吗？

答案必然是否定的，乳腺癌也会发生在乳房较小的人群身上。曾有一个 20 岁出头的女生，是在备婚阶段来就诊的。她自述左侧乳晕附近有小结节已经有 1 年多时间，因为自己一直比较瘦，乳房的体积也较小，在一次洗澡的时候摸到了这个结节。但是在发现结节后，因没有伴随乳腺疼痛、乳头溢液等其他不适，所以她一直没有当回事。去年单位组织体检时，体检报告提示是乳腺结节，问了一下周围同事，很多人都有结节或者增生，考虑自己没什么不舒服，就一直没有就诊。

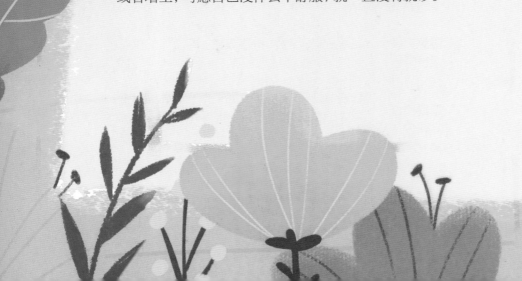

　　今年女生准备结婚,婚前想来医院系统查一下身体。在查体过程中,因为女生的脂肪较少,可以很清晰地触摸到该结节,结节不大,但是活动度较差,与周围组织有粘连,两侧腋下都未触及明显肿大的淋巴结。给患者开了彩超检查后,嘱咐她一定要尽早检查,拿到结果后赶紧复诊。

　　隔天门诊,女生第一个进入诊室,说:"医生,我拿到彩超单子了,我查询了一下,好像不太好啊。"女生的彩超报告上将该结节评为4B类,未见两侧的淋巴结。在与她沟通病情后,女生做了乳腺腺体区段切除术,术后病理报告诊断为乳腺浸润性导管癌。

　　在之后的病情沟通中,女生一直觉得自己的乳房较小,腺体少,脂肪也少,是不会得乳腺癌的。但乳腺癌和胸部大小无直接关系,包括男性也会得乳腺癌,即只要有乳腺的腺体就有发病的可能。

　　乳腺癌的发病因素有很多,肥胖确实与乳腺癌相关,但是体形瘦的人群也不应该忽视乳腺疾病的诊治,早发现,早就医,早治疗,才能取得较好的预后。

图书在版编目（CIP）数据

医生教你呵护乳腺健康 / 翼下健康，史晓光主编 . —北京：
中国轻工业出版社，2022.9

ISBN 978-7-5184-4066-5

Ⅰ . ①医… Ⅱ . ①翼… ②史…Ⅲ . ①乳房疾病－防治－通
俗读物 Ⅳ . ① R655.8-49

中国版本图书馆 CIP 数据核字（2022）第 135030 号

责任编辑：张　弘　　　责任终审：李建华　　　　整体设计：奥视读乐
责任校对：宋绿叶　　　责任监印：张　可

出版发行：中国轻工业出版社（北京东长安街 6 号，邮编：100740）
印　　刷：北京博海升彩色印刷有限公司
经　　销：各地新华书店
版　　次：2022 年 9 月第 1 版第 1 次印刷
开　　本：710×1000　　1/16　　印张：11
字　　数：150 千字
书　　号：ISBN 978-7-5184-4066-5　　定价：69.80 元
邮购电话：010-65241695
发行电话：010-85119835　传真：85113293
网　　址：http://www.chlip.com.cn
Email：club@chlip.com.cn
如发现图书残缺请与我社邮购联系调换
220084S2X101ZBW